陆 瘦 燕 朱 汝 功 针 灸 集 成

陆瘦燕朱汝功针灸
腧穴图谱

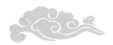

陆瘦燕　朱汝功　**著**

陆焱垚　王佐良　席时召　**整理**

周剑卿　**绘图**

上海科学技术出版社

内 容 提 要

本书是"陆瘦燕朱汝功针灸集成"丛书中的一本。本书原名《针灸腧穴图谱》,第1版印刷于1965年,第2版修订本印刷于1988年,这次作为丛书之一,重新整理出版。

本书将陆瘦燕、朱汝功两位大师有关著述的精华进行了综合汇编,并将绘图做了调整。充实了十四经循行示意图和循行分布及病候释文,在十四经经穴图中补充了取穴姿势图,图表中穴名前用英文缩写标明经穴代号,经外奇穴和耳针穴位做了必要的修改,并新增头针刺激区的图和表等。

全书以图为主,共计86幅,均以体位透视平面绘成,墨色深浅匀称以反映肌性和骨性标志,有利于从不同的侧面显露各腧穴的位置和它们之间的关系。有常用骨度分寸图9幅,全身经穴分部总图12幅;十四经经脉循行示意图14幅,十四经经穴分经图19幅;经外奇穴图18幅;头针、耳针、面针、鼻针刺激区(点)图4幅;挑针疗法刺激点图5幅,陶针疗法刺激部位图5幅。共5个部分,并随图分列各项有关说明文字或表格。

本书以图为主,方便读者查阅、掌握经脉的循行和腧穴的定位、主治及刺灸方法,可供中医临床医师、针灸医师及学习针灸者与爱好者参考阅读。

图书在版编目(CIP)数据

陆瘦燕朱汝功针灸腧穴图谱 / 陆瘦燕,朱汝功著;陆焱垚,王佐良,席时召整理. —上海:上海科学技术出版社,2014.6(2020.6 重印)

(陆瘦燕朱汝功针灸集成)

ISBN 978 - 7 - 5478 - 2143 - 5

Ⅰ.①陆… Ⅱ.①陆… ②朱… ③陆… ④王… ⑤席…
Ⅲ.①针灸疗法-穴位-图谱 Ⅳ.①R224.2 - 64

中国版本图书馆 CIP 数据核字(2014)第 029510 号

陆瘦燕朱汝功针灸腧穴图谱

陆瘦燕 朱汝功 著

上海世纪出版(集团)有限公司
上海科学技术出版社 出版、发行

(上海钦州南路 71 号 邮政编码 200235 www.sstp.cn)

苏州望电印刷有限公司印刷

开本 787×1092 1/16 印张 15.75

字数 210 千字

2014 年 6 月第 1 版 2020 年 6 月第 7 次印刷

ISBN 978 - 7 - 5478 - 2143 - 5/R·702

定价:45.00 元

前　言

　　现代著名针灸学家、针灸临床家、针灸教育家陆瘦燕、朱汝功伉俪，他们一生从事针灸医疗、教育和科研工作，经过半个多世纪在针灸医、教、研各领域的科学探索和实践锤炼，他们的学术思想推陈出新，融会贯通，自成体系；他们的诊疗针术日臻精湛，炉火纯青，形成了自己独特的风格，成为当今针灸学术界的一个著名流派——陆氏针灸流派。

　　1950年为促进针灸学术的发展和传扬，瘦燕先生将自己悬壶20余年的治疗心得编著了《针灸正宗》第1集和第2集，此书是他从医后的第1次临床总结，书中收集了115个病种的有效案例，记录了他早年的学术思想和医疗经验，从中可管窥在20世纪三四十年代，瘦燕先生之针术已达立竿见影之效。

　　在20世纪50年代末至60年代初，陆瘦燕、朱汝功两位大师又整理总结了针灸经络、腧穴、刺灸、治疗等方面的系统理论和临床实践，主持编写了"针灸学习丛书"，作为学习针灸者和针灸工作者的专业参考读物，先后由上海科学技术出版社出版了《经络学图说》《腧穴学概论》《刺灸法汇论》及《针灸腧穴图谱》。他们在书的封面上均印有一"盘"状纹样，是二位大师寓意"和盘托出"，将自己的学识，倾心尽力整理撰写，以飨读者，以期促进针灸学术的交流，提高针灸队伍的整体水平，推动针灸学术的发展。其中《针灸腧穴图谱》还多次被海外出版社翻印发行，影响极为深远。但随着时间的迁移，这些专著已难觅踪影，读者欲购而不得，欲学而无从师之。

　　2009年6月，"陆氏针灸疗法"被列为上海市非物质文化遗产项目，2011年5月，又被列入国家级非物质文化遗产项目。为更好地传承、发扬"陆氏针灸疗法"创始人——陆瘦燕和朱汝功两位大师的学术思想和医疗特色，我们特将两位大师以往的著作、论文、医案、医话、讲稿，包括未发表过的文章，做一系统的整理，分成6本专著，分别是《陆瘦燕朱汝功论经络》《陆瘦燕朱汝功论腧穴》《陆瘦燕朱汝功论刺灸》《陆瘦燕朱汝功论针灸辨证论治》《陆瘦燕朱汝功针灸医案》及《陆瘦燕朱汝功针灸腧穴图谱》，组成一套"陆瘦燕朱汝功针灸集成"丛书，既便于随时参考学习，又便于长久收藏。

本丛书内针灸处方中穴位右下方所用符号："＋"代表针刺补法，"－"代表针刺泻法，"±"代表针刺先补后泻，"∓"代表针刺先泻后补，"△"代表艾灸，"○"代表火罐，"♀"代表温针。穴位右下方同时标明所取为"左""右"或"双"侧。对某些特殊穴位所用的特殊手法，均在处方下手法栏内加以说明。药物处方中所用的重量单位，一律以法定单位"克"为标准。

今年欣逢汝功先生百岁，她与瘦燕先生共同创立了陆氏针灸流派，更在瘦燕先生被迫害致死后，继续丰富发展了陆氏针灸流派。同时，将其流派的精髓整理成书，付梓出版。她经历了命运的大起大落，遭到不公正的对待，但依然笑对人生；她待人宽厚，凡事坦然处之，因此得享高寿。由于她的健在，对我们的整理工作给予了很多的指导和帮助，使丛书得以顺利完成。

丛书各分册分别由"陆氏针灸"共创人、100 岁高龄的朱汝功教授及国医大师颜德馨教授，上海中医药大学原校长严世芸教授，"石氏伤科"传承人、上海市黄浦区中医医院原院长石仰山教授，上海市针灸经络研究所原所长陈汉平教授作序。承各位国医翘楚对丛书的关切和厚爱，深表感谢！

这套丛书较为完整地反映了两位大师在针灸学术和针灸临床上的系统理论和经验特色，是他们留给后人的一份宝贵文化遗产。我们怀着对他们无比崇敬和感恩的心情，怀着对现代针灸学术继承发展的良好愿望，尽心尽力地来完成这一工作。希望这套丛书能对热爱中医针灸，热爱"陆氏针灸流派"的同仁和后学者有所裨益，并以此告慰瘦燕先生的在天之灵。

整理者：陆焱垚、王佐良、席时召

2013 年 12 月于上海

陆瘦燕朱汝功针灸人生

"陆氏针灸"是我国现代针灸学术界的一大流派，2009年被列入上海市非物质文化遗产名录，2011年又被列入国家级非物质文化遗产名录，作为一个地方流派，"陆氏针灸"是唯一进入国家级的针灸项目。

在众多的针灸流派中，"陆氏针灸"能脱颖而出，被列入国家级非物质文化遗产名录，这完全源于"陆氏针灸"的创始人、我国现代著名的针灸学家、针灸教育家及临床家陆瘦燕和他的夫人朱汝功在针灸领域几十年如一日的不懈努力。

一、幼承庭训，孜孜以求

陆瘦燕，1909年12月14日出生在江苏省嘉定县西门外严庙乡（今上海市嘉定区朱家桥人民村杨家宅）一个针灸医师的家庭。

生父李培卿（字怀德，1865～1947年），医术高超，有"神针"之誉，生有六子二女，陆瘦燕排行最小，自幼出嗣陆门，迁居江苏昆山。李公因爱幼子，后亦定居昆山悬壶应诊，使陆瘦燕能始终跟随于生父左右，他耳濡目染针灸治病之神效，更受其父济世仁术的熏陶，16岁中学毕业后，即立志继承父业，随父学医。李公严格要求，悉心教诲，陆瘦燕天资聪颖，勤奋好学，因此，在少年时即对针灸奠定了坚实的基础。

1927年，陆瘦燕18岁，通过上海医学会考试，开始行医生涯，起先分别在江苏昆山南街"绿墙头"及上海南市两处开业，后因战乱，全部迁至上海八仙桥（今上海市金陵中路112弄5号），白天门诊，晚上出诊。当时虽年纪尚轻，但他视患者如亲人，诊病认真，手法熟练，疗效显著，因此，诊务日隆，前来求治者络绎不绝。

陆瘦燕在1950年出版的《针灸正宗》第1集《金针实验录》自序中谈道："先君培卿公以金针鸣于世，大江南北，求诊者踵接。而先君未曾以此自满，日夜孜

1

孜,虚心求益,以诲瘦燕。燕不敏,悬壶以来,二十余年如一日,兢兢业业,履薄临深,不敢稍背父训。"从这些话中,我们可以看出他深得严父的教诲,在临床上认真钻研,不敢有丝毫懈怠。

朱汝功,1913 年 7 月 16 日出生在江苏省奉贤县三官堂(今上海市奉贤区光明乡)一个教师家庭,父亲朱叔屏学术渊博、精通书法,生有一子一女,朱公并无重男轻女的封建思想,非但不尊父命给女儿缠足,还自幼让女儿与兄长朱汝霖一起入学。但天有不测风云,朱汝功 13 岁时,父母在一年中相继仙逝,故全赖祖父母及伯母抚养长大。但自幼受其父好学的影响,养成刚毅自强的性格,发奋读书,毕业于奉贤县师范学校,毕业后在奉贤南桥女校任教。抗日战争爆发后,日军由金山卫登陆,奉贤首当其冲,无奈避居上海表姐家,受出身于中医世家并在沪行医的表姐夫王士良的影响,进中国医学院学岐黄之术,业从章次公、李培卿等名师,1941 年毕业后,在奉贤南桥开业,诊务亦颇兴盛。

1943 年,陆瘦燕与朱汝功结为伉俪,婚后在上海八仙桥各自设诊行医。他们医术高明,医德高尚,日诊数百号,并有很多前来投帖拜师者,但在当时,中医颇受歧视,针灸更被认为"不科学",当局者大有消灭废除中医之势。他们对此深感气愤和忧虑,并坚信中医流传数千年,是以临床实践为基础,以系统理论做指导的一门医学,是中华民族赖以生存、繁衍的一门医学,是任何人都否定和消灭不了的。陆瘦燕在《金针心传》按语中说:"余不辞辛苦,埋头苦干,于中国针灸界或稍有贡献也。"他是这样说的,也是这样做的。

二、医术精湛,蜚声海上

中华人民共和国成立后,随着中医政策的颁发和落实,中医针灸得到新生。他们在自己诊所内首先改变"隔衣进针"自古相沿的旧习惯,采用暴露体表治疗部位,皮肤经消毒后再进行针刺的操作方法。同时,对针具也用煮沸或乙醇浸泡方法进行消毒,这在当时是一个了不起的创举,是针灸临床上的一大改革和进步,以后逐步成为广大针灸工作者的操作常规,亦为针灸进入医院打下了基础。

他们改进针具,创制"瘦燕式"金、银质毫针及各种规格的不锈钢毫针,认为针具的好坏,主要在于针柄绕得是否均匀紧凑,针尖是否圆利得当,在他们的倡导下,逐步发展成目前部定的"松针形"毫针针尖的统一规格。每日诊毕,对使用过的针具都要逐一整修,务使针体挺直,无弯曲,无缺损,针尖没有勾毛。

1952 年,陆氏伉俪除私人开业外,还一起参加了上海市公费医疗第五门诊部的特约门诊工作。1955 年,陆瘦燕又被聘为第二军医大学中医顾问,朱汝功被聘为上海市干部疗养院、上海市第二肺结核病院的中医顾问。除此之外,自20 世纪 50 年代始,陆瘦燕一直担任上海市针灸学会主任委员及上海市中医学会副主任委员,他定期组织学术讲座、开办进修班,为提高整体针灸队伍的水平,做了大量工作。上海的针灸医学在 20 世纪五六十年代发展迅速,陆瘦燕功不可没。

当时,陆氏伉俪已合并诊所,分别看上午和下午,诊所业务鼎盛,"陆瘦燕"三个字在上海可以说家喻户晓、妇孺皆知。前来求治的不仅有各种风湿痹证及内科杂病,还有精神病、麻风病之类的特殊病证。在夏季,前来打"伏针"的患者更多,不得不每日限额挂号(上午半日 400 号),以致患者通宵排队候诊,这成了当时一道奇特的景观。其中,有的请人代为排队,有的向人租借板凳排队,由此,"陆瘦燕针灸"诊所的邻居多把"代人排队""出租板凳"当作一个难得的商机。陆瘦燕从清晨 6 点开始门诊,30～40 个患者一批,他亲自逐个切脉问诊、处方配穴、书写病历(初诊病史由学生提前写就),然后由学生安排治疗床位,同时依据病历上的处方,进行体表穴位消毒,他再进行针刺治疗,而装艾、点火、起针、拔罐等辅助工作则均由学生完成。这样一批接着一批,一直要到午后 1 点多才能结束门诊。朱汝功从下午 2 点开始门诊,要治疗 200 多个患者,到 6 点多结束。除了门诊外,朱汝功还要出诊,为中风瘫痪等行动不便的患者进行治疗。私人诊所每日要治疗如此多的患者,完成如此多的门诊量,不能说后无来者,也是前无古人、绝无仅有的。

陆瘦燕生前曾多次参加下乡巡回医疗,最后一次是 1965 年到南汇县黄路公社。在短短的 3 个月中,他下生产队登门送医、随访,悉心治愈了许多几十年没有被治好的疑难病证。有一个 6 岁儿童,在 3 岁时左耳因用发夹挖耳垢而致聋,去许多医院求治均无效果,经陆瘦燕针刺治疗 10 余次,基本恢复了听力;有一位患者下肢疼痛不能行走已 8 年,稍动则剧痛,彻夜不能安眠,虽经中西医调治,病势不减,陆瘦燕为她每周治疗 2 次,连续 6 周,病情日益好转;有一位患者患"老胃病"已 40 多年,稍受风寒或心情不好就要发作,经陆瘦燕针刺治疗 11 次就解除了病痛;还有用针灸结合中药,治疗 4 次,治愈患者 20 年的鼻炎;有用 4 次灸法治愈 6 年的阳痿……当地农民交口称颂,纷纷写信,表达感激之情,方圆几十里的患者都赶来请他治疗。当时,香港《大公报》为介绍大陆医学专家下乡为广大农民治病的事迹,登载了一篇题名《"针灸大王"下乡记》的文章,此后,"针灸大王"陆瘦燕更蜚声海内外。

三、无私传授,桃李天下

除了私人带徒外,1948 年,陆氏伉俪共同创办了"新中国针灸学研究社"及针灸函授班,分别担任社长及副社长。他们亲自编写讲义,答复函授学员的来信提问,慕名前来参加针灸函授班的学子遍及海内外,全国各地及东南亚均办有"新中国针灸学研究社"分社,影响极大。

与此同时,他们研制针灸经络穴位模型;整理中医学理论,总结 20 余年之临床经验,撰著了《针灸正宗》第 1 集(《中风预防法》《金针实验录》)和第 2 集(《金针心传》《穴位释义》);还在报刊上连载《燕庐医话》,宣传推广针灸医学。在中医衰退,针灸更是难以为继的境况下,陆氏伉俪大力宣传并兴办针灸教育,实是延续中医命脉的重要之举。

中华人民共和国成立后,为针灸医学蓬勃发展的需要,他们在 1952 年及 1955 年先后开办了两期针灸学习班,采用边教学、边临诊,集体上课,个别带教的模式进行教学,除针灸专业课外,还设置了中医基础理论和西医生理、解剖等课程,邀请有关专业老师授课。这样,既继承了传统的带徒模式,又吸收了医学院校集中上课、系统教学的方法,理论与实践相结合,学制 3 年,培养了一批学有专长的针灸医务人才,其中有不少后来成为针灸事业的骨干。他们创办针灸学习班的成功经验,为后来上海市历届中医带徒班所吸取。集中教,个别带,自"陆瘦燕朱汝功针灸学习班"始,成为中医教育界一种新的传授方式。

1958 年春,为更好地继承发扬针灸医学,培养针灸事业接班人,陆瘦燕毅然放弃了收入丰厚的私人门诊,接受上海中医学院的聘请,担任针灸教研室主任,并着手筹建针灸系。1959 年,又受卫生部委派,作为中华人民共和国成立后第 1个中国医学代表团成员,赴苏联讲学、会诊,进行学术交流,将中国针灸较为系统地作了介绍,引起了苏联医学界的极大兴趣,回国后,陆瘦燕被任命为国家科学技术委员会委员、全国政协特邀委员等职。

1960 年,全国第 1 个针灸系在上海中医学院成立,陆瘦燕被任命为系主任,后又兼任上海中医学院附属龙华医院(以下简称"龙华医院")针灸科主任、上海市针灸研究所所长。同年,朱汝功亦结束了私人门诊,接受龙华医院的聘请,任针灸科副主任,至此,他们夫妇又共同在中医高等学府医疗、教育、科研各个领域携手并进。

陆瘦燕深感肩上责任重大,始终谦虚谨慎、脚踏实地、一丝不苟地工作。他亲自为针灸系、医疗系、西医学习中医研究班、针灸培训班的同学上课,做手法示教;主持编写针灸学不同层次的教材;研制教具,主持设计创制了我国第 1 台与成人同样大小的光电显示经络腧穴电动玻璃人模型,并于 1964 年获全国工业产品二等奖;主持设计创制了我国第 1 套脉象模型,亦于 1964 年获全国工业产品三等奖。通过直观的教具配合上课,大大提高了教学效果。

为促进针灸学术的发展和传播,他们共同整理总结了经络、腧穴、刺灸、治疗等方面的中医理论和临床经验,主持编写了"针灸学习丛书",先后出版了《经络学图说》《腧穴学概论》《刺灸法汇论》《针灸腧穴图谱》等专著,作为学习针灸者和针灸工作者的参考读物,对推动针灸学术的发展起了积极作用。其中《针灸腧穴图谱》还被海外出版社多次翻印发行,影响极为深远。

四、热补凉泻,推陈出新

在临床上他们一贯坚持运用针刺手法,认为针灸治病,除了辨证正确、处方配穴得当外,还要运用适当的手法,这如同内科治病,辨证、用药、剂量三者缺一不可,是相辅相成的。尤其在治疗脏腑病时,运用补泻手法的疗效确实比不用补泻手法为佳。经过几十年的实践探索,他们的针刺手法已达得心应手、炉火纯青之境。

陆瘦燕曾说:"针刺手法一旦失传,不仅会降低疗效,更可怕的是,针灸学中具有特色的操作技术将毁灭在我们这一代,实在是上愧对祖先,下愧对子孙。"故他对针刺基本手法、辅助手法、补泻手法进行了深入的研究和科学的分类,特别对"烧山火"与"透天凉"这两种复式补泻手法,从源到流,从理论到操作,做了深入而精辟的讨论,提出了较为规范的具体操作方法:"烧山火"手法,以徐疾、提插、九六、开阖四法的补法为主,结合捻转补法组成;"透天凉"手法,以徐疾、提插、九六、开阖四法的泻法为主,结合捻转泻法组成。并指出了手法成败的主要关键所在。

1958 年夏季,全国第 1 次针灸经络学术会议在上海召开,卫生部、各省市的领导及针灸专家参加了这次盛会,共同探讨了针灸医学的继承和发展等问题。陆瘦燕在会上表演了"烧山火""透天凉"针刺补泻手法,使受试者当即分别产生热或凉的感觉,对此,会场为之震惊和振奋。此后,在全国针灸界掀起了研究针刺手法的热潮。

在参加上海中医学院工作后,更为他们研究针刺手法的物质基础及原理机制提供了有利条件。20世纪60年代初,他们率先与上海中医学院生化教研室协作,观察了"烧山火""透天凉"手法对体温、血糖和血浆柠檬酸含量变化的影响,结果是:"烧山火"使体温普遍上升,血糖和血浆柠檬酸含量明显增加($P<0.01$);"透天凉"使体温普遍下降,血糖和血浆柠檬酸含量明显降低($P<0.01$);而"平针"手法对上述三者均无明显影响。对"烧山火""透天凉"手法的一系列研究,不仅使中国具有特色的针刺技法得以薪传,而且通过实验研究证实,不同的补泻手法不仅有不同的主观的感觉变化,而且有实际发生的生理过程和物质基础。

另外,他们还与上海医科大学附属中山医院协作,用多方位经穴肌电测绘的方法,观察行气手法对针感的产生、针感的走向和相应经穴电变化的影响。这些研究,在当时无论是国内还是国外均居领先地位。他们将古老的针刺手法与现代的实验方法相结合,为以后的经络、手法研究提供了借鉴,亦开创了针灸实验的先河,为《实验针灸学》积累了经验,打下了基础。

五、谦和律己,仁心仁术

陆瘦燕久负盛名,但他从不以名医自居,在刚参加上海中医学院工作时,学院根据他在中医界的学术地位,社会上的知名度及私人门诊时的业务状况(门诊量每日数百人,每月收入近万元,当时上海地区一个大学毕业生每月的工资是48元5角),给他工资级别定为"一等一级"。他知悉后,立即找领导,说:"上海名医甚多,除程门雪院长外,还没有其他人被定为'一等一级',黄文东、杨永璇等医师都定为'一等二级',请领导也把我定为'一等二级'吧。"他自参加上海中医学院工作,历任针灸教研室主任、针灸系主任、上海市针灸研究所所长,工资一直按"一等二级"标准计算,每月为302元。他如此谦和律己的美德,一直被传为佳话。

对待患者,不论其地位和身份的高低,他都一视同仁,热情认真地给予诊治。

有一位被其他医院诊断为不治之症并拒绝治疗的胃癌晚期患者，因相信中医针灸，到龙华医院针灸科观察了多次，看到陆瘦燕治疗患者极其认真仔细，怀着求生的希望，走到陆瘦燕面前，向他诉说病情，要求针灸治疗。陆瘦燕二话不说，立即答应了，并当场为他做了详细的四诊检查，之后，要他将在其他医院诊治的病历卡都带来，以便仔细研究，制定周密的治疗方案。经过一年多针刺、艾灸及中药的综合治疗，这位患者经摄片检查，证实胃癌已被治愈，他又获得了新生。20年后，当这位89岁的退休工人在报上看到"原上海市针灸研究所所长陆瘦燕同志追悼会在沪举行"的消息后，不禁老泪纵横，失声痛哭，立即写信给当时上海中医学院院长黄文东，诉说当年陆所长为他治病的经过。20年过去了，当年的癌症患者仍旧健在，可为他治病的医生却含冤而逝，怎不令人悲痛不已呢？在信中，他写道："父母生我身，陆所长活我命，此恩此德无法报答，只有嘱子孙们为祖国四个现代化贡献力量，来报答陆所长救活我命于万一。"

陆瘦燕任上海市针灸研究所所长期间，社会活动及学术活动十分频繁，行政工作也多，但他坚持每周3个半天门诊。有一位双目失明的患者慕名而来，陆瘦燕为他做针灸治疗，制定了局部与远端相结合的配穴原则，运用导气与补泻相结合的针刺手法，通过一个疗程的治疗，这位患者重见了光明。这一消息不胫而走，顿时有不少患者前来求治，报社也闻讯前来采访，准备报道他治病的神奇疗效。然而，陆瘦燕却对记者说："此病还在探索研究阶段，很不成熟，不宜过早报道，以免造成患者不必要的损失。"这种实事求是、谦虚谨慎的态度，是他一贯的工作作风。

他们平易近人，没有名医架子，待人和蔼热情，平日下班回家，路过邻居家时，也总要和邻居聊聊家常。1959年家里凭票买了18英寸电视机，在当时电视机是稀罕物，遇有好的节目，他们总要邀请邻居们来家中一起观看。行医济世几十年，凡有求于他们的，总是尽力给予帮助，在私人门诊时，遇贫困患者不但分文不取，有时还反资助其财物。一位经常送陆瘦燕上下班的三轮车工人的妻子患病，他闻讯后，嘱其带妻子去龙华医院检查，经医生诊断，患的是急性胆囊炎，需马上手术。陆瘦燕立即替患者安排住院。患者出院时，需支付医药费、手术费、住院费600多元，但家境贫寒难以承担，陆瘦燕闻讯后，替他缴清了所有费用，还另外出资给患者补养身体。他们为人善良，以助人为乐，受到他们帮助的，真是不计其数。

陆瘦燕自幼出嗣陆门,养父早逝,养母陆俞渊是教师,对他要求很严,如每日必须练习毛笔字,要写完规定的张数才能休息,对养母的养育之恩,陆瘦燕始终铭记于心。成名后,他对养母更是孝顺,家里最好的朝南有阳台的房间是养母的卧室,每日下班回家,都要先到养母房中问好,养母晚年双目失明,他们夫妇对她更是关心照顾得无微不至。1959 年陆瘦燕到苏联讲学,每次写信回家,都要问候她,说:"母亲已经 80 多岁了,风烛之年,很担忧她的身体,要多关心和照顾她。"

他们常年工作繁忙,但热爱生活,兴趣广泛,常于闲暇之时外出旅游及摄影,使自己融于大自然中,暂时忘却尘世的喧嚣和诊务的繁忙。年轻时,在家中还专门布置了一间暗房,自己冲胶卷、印照片、放照片,所以在家中,除了书籍外,最多的就是照片了。

他们还喜欢欣赏戏剧,只要有空,就会去书场听书,去剧场观看演出。遇到老朋友相聚时,还自娱自乐,自弹自唱。陆瘦燕的三弦弹得很好,蒋调的评弹开篇竟也能模仿得惟妙惟肖。

鉴赏书画是他们的又一个爱好,与陆抑非、唐云、陶冷月等著名画家多有交往。曾邀画家孔小瑜至家中作画达数月之久。家中客厅、书房、卧室,甚至走廊都悬挂有名家的中堂、条屏及对联。他们自己在书法上亦有很深的造诣,诊余,陆瘦燕常挥毫书写横幅、对联、扇面以自娱,他既爱六朝书法之工整,又喜板桥书法之险怪,其作品布局大气,运笔流畅洒脱,字体苍劲清逸,自成一体。朱汝功自幼随父练习书法,字体刚健有力,全无脂粉之气。

六、风雨同舟,传承发扬

1966 年,十年动乱开始了,正在深入进行的针刺研究项目不得不中止了,陆瘦燕被戴上"反动学术权威""牛鬼蛇神"的帽子,半天监督劳动,半天写检查挨批斗。朱汝功亦是停止工作,边劳动,边检查。

他们身处逆境,但深信自己是无辜的,他们相互开导、安慰和鼓励,在这一段十分艰难的岁月中,始终能正确地对待群众运动,乐观地对待生活。

1969 年 4 月 17 日,陆瘦燕又遭诬陷,被隔离审查,10 日之后,于 4 月 27 日在原上海市针灸研究所隔离室被迫害致死,终年 60 岁。

1979 年 3 月 10 日,陆瘦燕获平反昭雪,恢复名誉,并得到了公正的评价。

1981年1月26日《人民日报》登载的《中华人民共和国最高人民法院特别法庭判决书》："……由于林彪、江青反革命集团的指挥和煽动而造成的冤案，使各级党政军机关、各民主党派、各人民团体和社会各界的大批干部和群众以及大批归国华侨遭受诬陷迫害。社会各界知名人士被迫害致死的有……卫生界著名专家胡正祥、张昌绍、计苏华、陆瘦燕、叶熙春、李重人等人……"历史终究恢复了它的本来面目，洗刷了陆瘦燕的冤案。

十年动乱结束后，朱汝功恢复原职，后又任上海市针灸经络研究所室主任（"文革"后，龙华医院针灸科并入上海市针灸经络研究所）、上海市针灸学会副主任委员、《上海中医药杂志》及《上海针灸杂志》编委等职，她以宽宏大度的胸怀，一如既往，一心事业。在临床上开展以针灸为主，辅以中药治疗肿瘤的课题工作；并率子女和及门弟子，以高度的责任心和对亲人的深切怀念之情，将陆瘦燕生前的论著及医案进行搜集整理，先后出版了《陆瘦燕针灸论著医案选》《针灸腧穴图谱》修订本、《陆瘦燕朱汝功针灸学术经验选》《针灸名家陆瘦燕学术经验集》等专著，将陆氏针灸流派的理论体系和医疗特点做了详尽介绍。

1981年，朱汝功年近七十，应胞兄汝霖之邀，移居美国，继续为传播和发扬针灸医学尽力。她多次为针灸学习班的学员授课，应邀在世界针灸学术交流会上做报告及手法示范，奇迹般地治愈了许多当地医院束手无策的患者，使中国古老的针灸医学得到国外更多人士的认同和赞扬。1981～2001年，朱汝功在美国行医20年，深受当地民众的爱戴及同行的尊崇，自1986年起历任美国针灸医学会第6、第7届副理事长，美东针灸医师联合会第1、第2届常务理事兼学术研究部主任等职，为在国外传播和发扬针灸医学做出了很大的贡献。

1989年11月，为了纪念陆瘦燕对我国针灸事业所做的巨大贡献，继承和发扬他的学术思想和医疗经验，上海市针灸经络研究所等单位在上海组织召开了"纪念陆瘦燕诞辰八十周年暨陆氏针灸学术经验交流会"，并编印了论文专辑，全国各地赴会者数百人。朱汝功专程从美国返沪参加了这次盛会，并做了"陆瘦燕先生传略"专题报告。世界卫生组织传统医学合作中心、中国针灸学会、中国中医研究院等12个组织机构，以及全国人大常务委员会副委员长周谷城，卫生部部长钱信忠，卫生部中医药管理局局长吕炳奎，中国针灸学会会长、世界针灸学会联合会终身名誉主席鲁之俊等来电来函致贺，美国针灸学会会长、世界针灸学会联合会执委洪伯荣，美国纽约针灸医师公会会长丁景源，美东针灸医师联合会会长徐觉己等也发来或送来了贺电、贺词、锦旗和花篮。会上,大家缅怀陆瘦燕的一生,探讨他的学术思想和成就,并交流了各自在学习陆氏针灸学术基础上的体会和运用陆氏学术思想所做出的新成绩,可谓盛况空前。会后成立了"陆瘦燕针灸学术研究会",以期进一步整理研究陆氏针灸学术思想。

1997 年,朱汝功 84 岁,她日常生活非常节俭,但为培养中医针灸人才,特地回国向上海中医药大学捐资设立"朱汝功奖学金",用于资助生活贫困、品学兼优的针灸专业学生。

2008 年,在朱汝功 96 岁高龄时,还重辑再版了陆瘦燕早年出版的《针灸正宗》第 1 集和第 2 集,定名为《陆瘦燕金针实验录》,使陆氏针灸流派得以更广泛地传播、继承和发扬。

2009 年 10 月,《中华中医昆仑·陆瘦燕卷》出版,此卷名为《陆瘦燕卷》,实为丛书特设陆瘦燕与夫人朱汝功合传,记载他们的生平事迹、医术专长、学术思想、传承教育、医风医德、养生之道和突出贡献,使这些宝贵的医学成就和精神财富发扬光大,千古流传。

2009 年 11 月,由上海中医药大学主办,上海市针灸经络研究所、上海中医药大学针灸推拿学院、上海中医药大学附属龙华医院、上海中医药大学附属岳阳中西医结合医院、上海中医药大学附属曙光医院等八个单位联合承办,召开了"纪念陆瘦燕先生百年诞辰暨陆氏针灸学术思想交流大会",97 岁的陆氏针灸流派共创人朱汝功出席了大会,并向大会赠送了纪念图书,全国各中医院校专家教授及陆氏弟子 400 余人出席了大会,在会上交流了学习陆氏学术经验的体会,陆氏针灸传人表演了"陆氏针灸"特色手法。大家深切缅怀陆瘦燕为发展中医针灸事业做出的巨大贡献。

2011 年 7 月,由上海中医药大学、上海中医药大学附属岳阳中西医结合医院、上海市针灸经络研究所等单位,在"上海老饭店"为朱汝功的百岁华诞举行了隆重的庆贺盛会。朱汝功虽于 2001 年曾患脑梗死,右侧肢体行动不便,但在子女的搀扶下,稳步走上寿台,脸色红润,神采奕奕,还微笑着向大家致意。时任上海市政协副主席、中国农工民主党上海市委主委蔡威,上海中医药大学党委书记、常务副校长谢建群等领导出席了盛会并致辞,美国纽约州执照针灸医师公会敬赠了锦旗,中国农工民主党上海市委、上海市卫生局、上海市针灸学会、上海中医药大学附属岳阳中西医结合医院、上海中医药大学附属龙华医院、上海中医药大学附属曙光医院、上海市针灸经络研究所、上海中医药大学针推学院等单位及众多的学生、亲朋好友共 300 余人对寿星献上了祝福。

在祝寿人群中，最引人注目的是朱汝功那些七八十岁、白发苍苍的弟子由他们的年轻弟子搀扶着向寿星行礼献花，这一情景，不能不让人动容。虽然经历了十年浩劫，在浩劫中失去了很多，但他们精湛的医术和崇高的医德还是被传承了下来。

2012 年上海中医药大学附属龙华医院成立了"陆瘦燕名老中医工作室"及"海派中医陆氏针灸流派传承研究基地"，这朵针灸奇葩定会代代相传，不断提高和发展。

回顾陆氏伉俪的一生，经历了针灸医学的衰退、兴旺和发展，也经历了人生的辉煌和低谷，但不管遭受何种境遇，无论遇到什么挫折，他们都能以平常之心面对，并极尽一己之力，为针灸事业做无私的奉献。他们可贵的品德，永远是我们学习的楷模。他们阐发经络理论并指导临床；全面切诊，整体治疗，注重肾气和胃气对人体的影响；权衡缓急，处方配穴有常有变；重视爪切，研究行气、补泻手法；针法与灸法并重，辅以中药，进行综合治疗；提倡温针、伏针、伏灸等陆氏针灸流派的学术思想和医疗特色，极大地丰富了针灸学术理论和内涵，给后辈留下了宝贵的文化遗产，他们将永远铭记在我们心中。

整理者：陆焱垚、王佐良、席时召

2013 年 12 月于上海

原　序

　　腧穴是针灸治病施术的处所，它的部位是否正确直接影响疗效。《内经》中有针刺"必中气穴，无中肉节"的叙述，就是古代医家在长期临床实践中认识到针灸取穴必须部位正确的重要提示。在历代医学著作中如晋代皇甫谧的《针灸甲乙经》，宋代王惟一的《铜人腧穴针灸图经》和王执中的《针灸资生经》，以及明代高武的《针灸聚英发挥》、杨继洲的《针灸大成》等，都十分重视腧穴位置的研究，说明腧穴部位的正确与否是决定针灸疗效的关键。

　　但是，腧穴在人体上的分布是上下相连、左右相关的，古人除用文字记述外还设想到腧穴图像的描绘和模型的创制。前者用平面的点和线显示了人体腧穴位置的轮廓，后者进一步用立体形象给人们以直观的概念。医学文献中记载着唐代甄权《明堂人形图》，按脏腑的五行属性用五色线来区别经脉，并依正常人体七尺六寸四分之半作比例为折量标准，这是古代腧穴图像的典范。宋代王惟一铸造针灸铜人，开创了腧穴立体模型制造的先河。这两位医家在穴位形象化方面均有伟大的贡献。

　　新中国成立后，在党和政府的大力提倡和热情关怀下，针灸医学和整个中医学一样，得到了蓬勃的发展。随着全国学习针灸高潮的来到，腧穴图像的描绘及模型的制造已有了新的成就。这些成就在质量方面大大地超过了前人，标志着我国针灸医学的巨大跃进，同时还说明党的英明领导是十分正确和伟大的。

　　可是，目前出版的针灸腧穴图能够配合各种刺灸医术适合临床应用的，还是比较少见，经外奇穴的图像更是稀少，这是整理和发扬中医学遗产工作者的一项急切需要完成的任务。

　　为了适应客观的需要，我们在拙著《十四经穴分布图》的基础上增加了经外奇穴图和耳针、鼻针、面针、挑针、陶针等疗法刺激点和刺激部位，并且重新对每个腧穴做了审慎的考订，绘制成这本图谱。我们的目的，希望能给学习针灸者一个比较确切而又全面的腧穴图照形象,能在临床取穴时按图索骥,有所依据。但因能力所限,内容不免有挂漏和不够完善的地方,请读者们提出宝贵的意见,以便不断改进。

陆瘦燕　朱汝功　叙于上海中医学院

1961 年 3 月

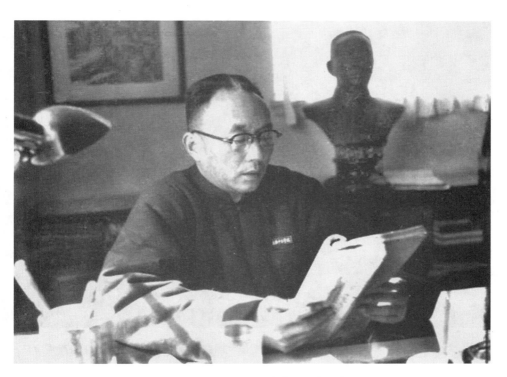

20 世纪 60 年代初,陆瘦燕在家中书房

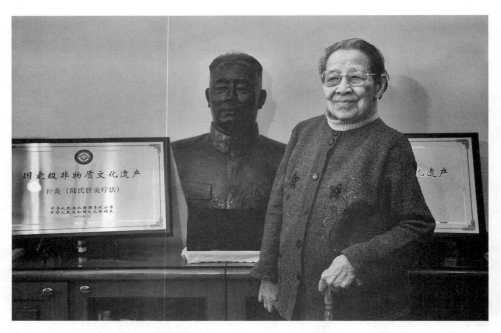

朱汝功(摄于 2012 年 3 月。身后是陆瘦燕塑像及国家级和上海市非物质文化遗产铜牌)

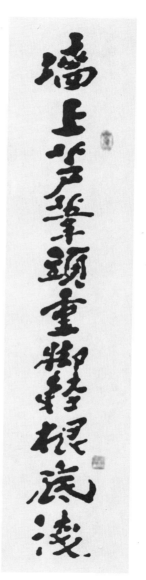
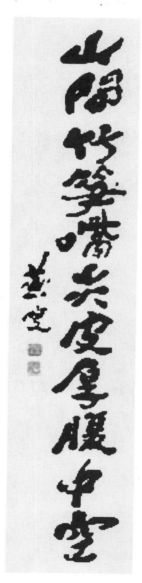

20 世纪 60 年代初，陆瘦燕书此对联挂在卧室自勉，并经常以此告诫子女和学生

凡　例

一、本书以图为主,内容包括:常用骨度分寸图(9 幅)、全身经穴分部总图(12 幅),十四经经脉循行示意图(14 幅)、十四经经穴分经图(19 幅),经外奇穴图(18 幅),头针、耳针、面针、鼻针刺激区(点)图(4 幅),挑针疗法刺激点图(5 幅)、陶针疗法刺激部位图(5 幅),共 5 个部分。并随图分列各项有关说明文字或表格。另以表格形式提示了五输穴等特定要穴和毫针针刺手法,头针、耳针、面针、鼻针、挑针、陶针等施术法。

二、本图谱所载各图均以体位透视平面绘成,其中脏腑、骨骼等部位及四肢、躯干等比例均以一般的人体解剖为标准。

三、本图谱原载腧穴的位置,均经原作者严格考证和审订,这次修订中原则上以原书为准。其中对个别定位有争议的穴位,如期门、日月、府舍、腹结、大横等,均按陆瘦燕生前习用的位置做了适当的订正,对其他常用的定位法也作为他说并列,以供查考。奇穴部分因原书过于繁杂,现据实用做了必要的增删,计收载 262 个。对某些需用特殊方法测量的穴位,如四花、患门等,均按实测所得的结果编绘在图上,照此标志取穴,可以简化手续。

四、图中所注腧穴间的距离,均以骨度比例分寸——寸为单位。所充实的某些具有特殊取穴姿势和特别标志的插图,均取材于《陆瘦燕朱汝功论腧穴》等书。

五、本图谱的经穴总图改用分部绘制,计头部正面、侧面、顶部、背部各 1 张,躯干部正面、左侧面、右侧面、背面各 1 张,上肢掌面、背面、桡侧面、尺侧面各 1 张,下肢前面、后面、外侧面、内侧面各 1 张,均用深浅墨色绘成,以反映肌性和骨性标志,有利于从不同的侧面显露各腧穴的位置和它们之间的关系。躯干部总图还显示了腧穴与内脏的关系,以弥补分经经穴图和全身经穴图的不足。

六、为了使经络与腧穴的概念能有机地联系在一起,本图谱在修订中充实了十四经经脉循行示意图及文字说明,突出地反映了经络循行和腧穴交会的关系,以扩大读者的视野,还在文字说明中加入了经脉病候的释文,以便与腧穴主治互参,加深对腧穴主治范围的理解,从而有利于推广临床应用。这些图像与文字说明的内容均取材于陆瘦燕、朱汝功原著《经络学图说》,是他们研究经络学说过程中有所发现、有所阐发的精华。

七、十四经分经图也用深浅墨色绘成,突出肌性标志和骨性标志,清楚地表达了各经腧穴的部位和它们之间的上下距离,和经穴分部总图对照,可以起相辅相成的作用。图中所标经脉拉丁字代号与经穴次序编号,均以中国针灸学会经穴研究委员会审定的国际化穴位统一代号方案为准。

八、头针、耳针、面针、鼻针、挑针等疗法均是近代发展的新医疗方法,已为广大针灸工作者所常用,本图谱均予收辑,以应读者的需要。陶针疗法虽已少用,但为保持原书的特色,仍予保留,以备查考。

九、本图谱所载腧穴表,经穴部分简述每穴的编号、部位、取穴法、主治和针灸法,还按腧穴主治的共同性做了分段总结,这对帮助掌握腧穴主治的规律有一定的作用。编号栏内所列代号,即各经经脉的符号和各经经穴的次序编号,与分经图所标者完全一致。针灸法一栏中所载针刺深浅度及灸壮多少,均以陆瘦燕的临床经验为准。奇穴部分的表格编写体例大致和经穴相同。

十、陆瘦燕生前擅长手法,著书撰文,多有创见,尤其对毫针手法的分类及其作用的阐述,以及对综合手法的组合及其用途的分析,为近代针灸文献中所少见,具有较高的科学性与实用性。这些内容详载于《陆瘦燕朱汝功论刺灸》一书中,今将其概括列为简表,以供读者查阅。

十一、五输穴(包括原穴)、俞穴、募穴、络穴、郄穴、八会穴、六府下合穴、八脉交会八穴、交会穴等,均是针灸临床上常用的重要穴位,原图谱均另立简表,重点提示。这次修订中仍一如其旧,唯交会穴表加入了主要文献考证,以便读者查考。

目　录

第一部分　总　图

一、常用骨度分寸 ··· 3

　图 1-1　正面骨度分寸总图 ······················· 3

　图 1-2　背面骨度分寸总图 ······················· 4

　图 1-3　侧面骨度分寸总图 ······················· 5

　图 1-4　目寸图 ······································· 6

　图 1-5　口寸图 ······································· 6

　图 1-6　两头维穴、两颧之间及两人迎穴、两乳之间骨度分寸图 ··· 6

　图 1-7　两完骨穴之间骨度分寸图 ············· 6

　图 1-8　中指同身寸图 ···························· 6

　图 1-9　一夫图 ······································· 6

　表 1-1　常用骨度分寸表 ························· 7

二、全身经穴分部 ··· 9

　图 1-10　头部正面图 ······························ 9

　图 1-11　头部侧面图 ······························ 10

　图 1-12　头顶部图 ································· 11

　图 1-13　头部背面图 ······························ 12

　图 1-14　躯干正面图 ······························ 13

　图 1-15　躯干左侧面图 ···························· 14

　图 1-16　躯干右侧面图 ···························· 15

　图 1-17　躯干背面图 ······························ 16

　图 1-18　上肢(一)——掌侧与尺侧 ··········· 17

图 1-19　上肢(二)——背侧与桡侧 ……………………… 18

图 1-20　下肢(一)——前侧与外侧 ……………………… 19

图 1-21　下肢(二)——后侧与内侧 ……………………… 20

第二部分　十四经脉与经穴

一、手太阴肺经循行分布及其病候 ……………………… 23

　　图 2-1　手太阴肺经循行示意图 ……………………… 23

　　图 2-2　手太阴肺经(L)经穴图 ……………………… 24

　　表 2-1　手太阴肺经(L)经穴表 ……………………… 26

二、手阳明大肠经循行分布及其病候 ……………………… 28

　　图 2-3　手阳明大肠经循行示意图 ……………………… 28

　　图 2-4　手阳明大肠经(LI)经穴图 ……………………… 29

　　表 2-2　手阳明大肠经(LI)经穴表 ……………………… 30

三、足阳明胃经循行分布及其病候 ……………………… 34

　　图 2-5　足阳明胃经循行示意图 ……………………… 34

　　图 2-6　足阳明胃经(S)经穴图(一) ……………………… 35

　　图 2-7　足阳明胃经(S)经穴图(二) ……………………… 36

　　表 2-3　足阳明胃经(S)经穴表 ……………………… 38

四、足太阴脾经循行分布及其病候 ……………………… 45

　　图 2-8　足太阴脾经循行示意图 ……………………… 45

　　图 2-9　足太阴脾经(Sp)经穴图(一) ……………………… 46

　　图 2-10　足太阴脾经(Sp)经穴图(二) ……………………… 47

　　表 2-4　足太阴脾经(Sp)经穴表 ……………………… 49

五、手少阴心经循行分布及其病候 ……………………… 52

　　图 2-11　手少阴心经循行示意图 ……………………… 52

　　图 2-12　手少阴心经(H)经穴图 ……………………… 53

　　表 2-5　手少阴心经(H)经穴表 ……………………… 54

六、手太阳小肠经循行分布及其病候 ……………………… 56

　　图 2-13　手太阳小肠经循行示意图 ……………………… 56

　　图 2-14　手太阳小肠经(SI)经穴图 ……………………… 57

　　表 2-6　手太阳小肠经(SI)经穴表 ……………………… 58

七、足太阳膀胱经循行分布及其病候 ……………………………… 62

  图 2-15 足太阳膀胱经循行示意图 ………………………… 62

  图 2-16 足太阳膀胱经(B)经穴图(一) …………………… 63

  图 2-17 足太阳膀胱经(B)经穴图(二) …………………… 64

  表 2-7 足太阳膀胱经(B)经穴表 ……………………… 66

八、足少阴肾经循行分布及其病候 ………………………………… 75

  图 2-18 足少阴肾经循行示意图 …………………………… 75

  图 2-19 足少阴肾经(K)经穴图(一) …………………… 76

  图 2-20 足少阴肾经(K)经穴图(二) …………………… 77

  表 2-8 足少阴肾经(K)经穴表 ………………………… 79

九、手厥阴心包经循行分布及其病候 ……………………………… 83

  图 2-21 手厥阴心包经循行示意图 ………………………… 83

  图 2-22 手厥阴心包经(P)经穴图 ……………………… 84

  表 2-9 手厥阴心包经(P)经穴表 ……………………… 85

十、手少阳三焦经循行分布及其病候 ……………………………… 87

  图 2-23 手少阳三焦经循行示意图 ………………………… 87

  图 2-24 手少阳三焦经(TE)经穴图 …………………… 88

  表 2-10 手少阳三焦经(TE)经穴表 …………………… 90

十一、足少阳胆经循行分布及其病候 ……………………………… 93

  图 2-25 足少阳胆经循行示意图 …………………………… 93

  图 2-26 足少阳胆经(G)经穴图(一) …………………… 94

  图 2-27 足少阳胆经(G)经穴图(二) …………………… 95

  表 2-11 足少阳胆经(G)经穴表 ……………………… 97

十二、足厥阴肝经循行分布及其病候 ……………………………… 103

  图 2-28 足厥阴肝经循行示意图 …………………………… 103

  图 2-29 足厥阴肝经(Liv)经穴图 ……………………… 104

  表 2-12 足厥阴肝经(Liv)经穴表 ……………………… 105

十三、任脉循行分布及其病候 ……………………………………… 108

  图 2-30 任脉循行示意图 …………………………………… 108

  图 2-31 任脉(CV)经穴图 ……………………………… 109

  表 2-13 任脉(CV)经穴表 …………………………… 110

十四、督脉循行分布及其病候 ·· 115
　　图 2－32　督脉循行示意图 ·· 115
　　图 2－33　督脉(GV)经穴图 ·· 116
　　表 2－14　督脉(GV)经穴表 ·· 117
附1：特定穴表 ·· 121
　　表 2－15　五(本)输穴表 ·· 121
　　表 2－16　俞募络郄穴表 ·· 122
　　表 2－17　八会穴表 ·· 122
　　表 2－18　六府下合穴表 ·· 122
　　表 2－19　八脉交会八穴表 ·· 122
　　表 2－20　十四经经脉交会腧穴表 ·································· 123
附2：毫针针刺手法表 ·· 133
　　表 2－21　行气法表 ·· 133
　　表 2－22　基本补泻法表 ·· 133
　　表 2－23　综合手法表 ·· 134

第三部分　经 外 奇 穴

一、头面颈项部奇穴 ·· 139
　　图 3－1　头面颈项部奇穴图(一) ···································· 139
　　图 3－2　头面颈项部奇穴图(二) ···································· 140
　　表 3－1　头面颈项部奇穴表(计四十八穴) ···························· 141
二、胸腹部奇穴 ·· 145
　　图 3－3　胸腹部奇穴图(一) ·· 145
　　图 3－4　胸腹部奇穴图(二) ·· 146
　　图 3－5　胸腹部奇穴图(三) ·· 147
　　图 3－6　胸腹部奇穴图(四) ·· 148
　　表 3－2　胸腹部奇穴表(计六十穴) ·································· 149
三、腰背部奇穴 ·· 154
　　图 3－7　腰背部奇穴图(一) ·· 154
　　图 3－8　腰背部奇穴图(二) ·· 155
　　图 3－9　腰背部奇穴图(三) ·· 156

图 3 - 10　腰背部奇穴图（四）……………………………… 157

表 3 - 3　腰背部奇穴表（计五十四穴）…………………… 158

四、上肢部奇穴 …………………………………………………… 163

图 3 - 11　上肢部奇穴图（一）……………………………… 163

图 3 - 12　上肢部奇穴图（二）……………………………… 164

图 3 - 13　上肢部奇穴图（三）……………………………… 165

图 3 - 14　上肢部奇穴图（四）……………………………… 166

表 3 - 4　上肢部奇穴表（计五十五穴）…………………… 167

五、下肢部奇穴 …………………………………………………… 172

图 3 - 15　下肢部奇穴图（一）……………………………… 172

图 3 - 16　下肢部奇穴图（二）……………………………… 173

图 3 - 17　下肢部奇穴图（三）……………………………… 174

图 3 - 18　下肢部奇穴图（四）……………………………… 175

表 3 - 5　下肢部奇穴表（计四十五穴）…………………… 176

第四部分　头针、耳针、面针、鼻针疗法

一、头针疗法刺激区 ……………………………………………… 183

图 4 - 1　头针疗法刺激区图 ………………………………… 183

表 4 - 1　头针疗法刺激区表 ………………………………… 184

表 4 - 2　头针疗法施术表 …………………………………… 185

二、耳针疗法刺激点 ……………………………………………… 186

图 4 - 2　耳针疗法刺激点图 ………………………………… 186

表 4 - 3　耳针疗法刺激点表 ………………………………… 187

表 4 - 4　耳针疗法施术表 …………………………………… 190

三、面针疗法刺激点 ……………………………………………… 191

图 4 - 3　面针疗法刺激点图 ………………………………… 191

表 4 - 5　面针疗法刺激点表 ………………………………… 192

表 4 - 6　面针疗法施术表 …………………………………… 192

四、鼻针疗法刺激点 ……………………………………………… 194

图 4 - 4　鼻针疗法刺激点图 ………………………………… 194

表 4 - 7　鼻针疗法刺激点表（一）………………………… 195

表 4-8　鼻针疗法刺激点表(二) ································· 195

表 4-9　鼻针疗法刺激点表(三) ································· 195

表 4-10　鼻针疗法施术表 ······································· 196

第五部分　挑针疗法和陶针疗法

一、挑针疗法刺激点 ··· 199

图 5-1　挑针疗法头面部刺激点图 ····························· 199

表 5-1　挑针疗法头面部刺激点表 ····························· 200

图 5-2　挑针疗法胸腹部刺激点图 ····························· 203

表 5-2　挑针疗法胸腹部刺激点表 ····························· 204

图 5-3　挑针疗法腰背部刺激点图 ····························· 205

表 5-3　挑针疗法腰背部刺激点表 ····························· 206

图 5-4　挑针疗法上肢部刺激点图 ····························· 207

表 5-4　挑针疗法上肢部刺激点表 ····························· 208

图 5-5　挑针疗法下肢部刺激点图 ····························· 209

表 5-5　挑针疗法下肢部刺激点表 ····························· 210

表 5-6　挑针疗法施术表 ····································· 210

二、陶针疗法刺激部位 ··· 211

图 5-6　陶针疗法头面部刺激部位图 ························· 211

表 5-7　陶针疗法头面部刺激部位表 ························· 212

图 5-7　陶针疗法胸腹部刺激部位图 ························· 213

表 5-8　陶针疗法胸腹部刺激部位表 ························· 214

图 5-8　陶针疗法腰背部刺激部位图 ························· 215

表 5-9　陶针疗法腰背部刺激部位表 ························· 216

图 5-9　陶针疗法上肢部刺激部位图 ························· 217

表 5-10　陶针疗法上肢部刺激部位表 ······················· 218

图 5-10　陶针疗法下肢部刺激部位图 ······················· 219

表 5-11　陶针疗法下肢部刺激部位表 ······················· 220

表 5-12　陶针疗法施术表 ··································· 220

第一部分
总　　图

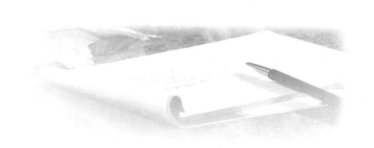

一、常用骨度分寸

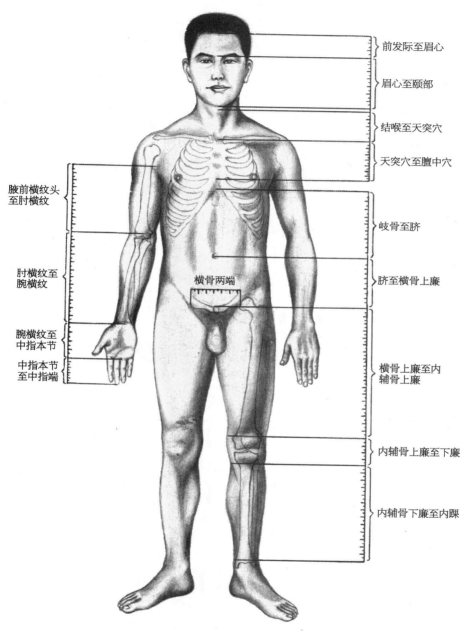

前发际至眉心

眉心至颐部

结喉至天突穴

天突穴至膻中穴

腋前横纹头
至肘横纹

岐骨至脐

肘横纹至
腕横纹

横骨两端

脐至横骨上廉

腕横纹至
中指本节

中指本节
至中指端

横骨上廉至内
辅骨上廉

内辅骨上廉至下廉

内辅骨下廉至内踝

图 1-1　正面骨度分寸总图

3

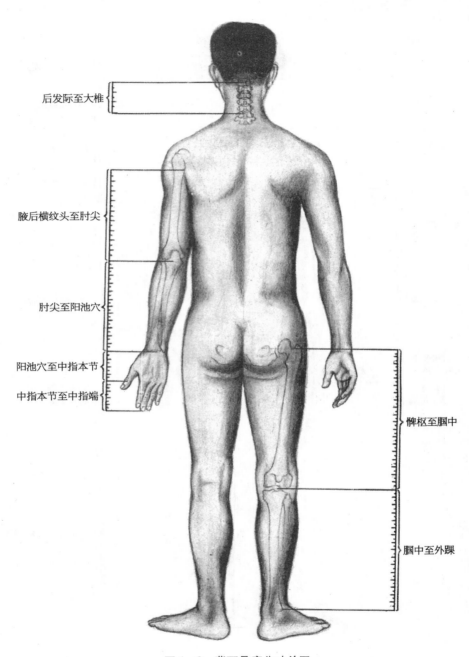

后发际至大椎

腋后横纹头至肘尖

肘尖至阳池穴

阳池穴至中指本节

中指本节至中指端

髀枢至腘中

腘中至外踝

图1-2 背面骨度分寸总图

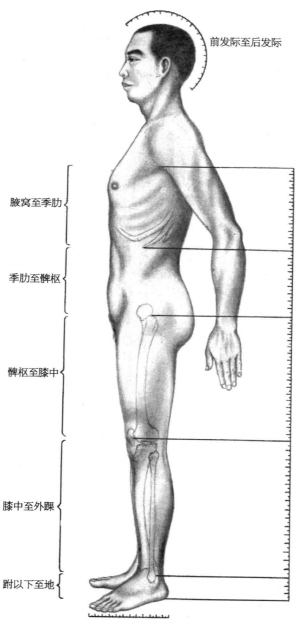

前发际至后发际

腋窝至季肋

季肋至髀枢

髀枢至膝中

膝中至外踝

跗以下至地

图 1-3 侧面骨度分寸总图

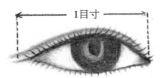

图1-4　目寸图

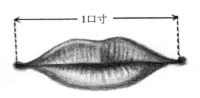

图1-5　口寸图

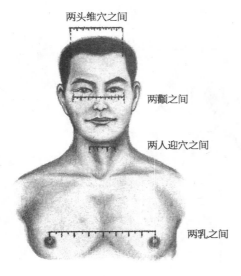

图1-6　两头维穴、两颧之间及两人
迎穴、两乳之间骨度分寸图

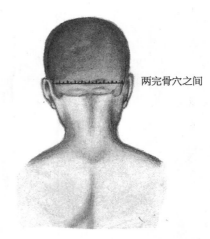

图1-7　两完骨穴之间骨度分寸图

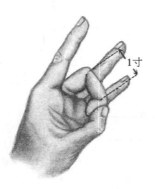

图1-8　中指同身寸图

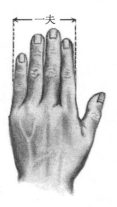

图1-9　一夫图

表 1-1　常用骨度分寸表

部位	起　止　处	图号	分寸(单位寸)	横直标准	说　　明
头颈部	前发际至后发际	1-3	12	直	此为头部,前额及项部的直寸骨度标准。若前发际不明者,可自眉心上量至后发际,以 15 寸折算;后发际不明者,可自大椎量至前发际,以 15 寸折算;前后发际均不明者,可自大椎量至眉心,以 18 寸折算
	前发际至眉心	1-1	3	直	
	后发际至大椎	1-2	3	直	
	两完骨穴之间	1-7	9	横	此为头部的横寸标准。取穴时一般均用两头维穴之间横寸作准;若发角不明者,可用两完骨穴间分寸代替
	两头维穴之间	1-6	9	横	
	眉心至颐部	1-1	7	直	此为面部直量的标准
	两颧之间	1-6	7	横	此为面部横量的标准
	两口角之间(口寸)	1-5	2.5	横	若干经外奇穴取穴的标准
	两眼角之间(目寸)	1-4	—	横	若干经外奇穴取穴的标准
	结喉至天突穴	1-1	4	直	此为颈部直量的标准
	两人迎穴之间	1-6	3	横	此为颈部横量的标准
胸腹部	天突穴至膻中穴	1-1	6.8	直	此为胸部直量的标准(每隔一肋骨作 1.6 寸)
	岐骨至脐	1-1	8	直	此为上腹部直量的标准(鸠尾骨折作 0.5 寸)
	脐至横骨上廉	1-1	5	直	此为少腹部直量标准
	两乳之间	1-6	8	横	此为胸腹部横量的标准,妇女以两缺盆穴之间作 8 寸折算
	横骨两端	1-1	6.5	横	此为少腹毛际部横量的标准
侧胸腹部	腋窝以下至季胁	1-3	12	直	此为侧胸部直量标准
	季胁以下至髀枢	1-3	9	直	
上肢部	腋前或后横纹头至肘横纹或肘尖	1-1,1-2	9	直	此为上肢取穴时直量的标准
	肘横纹或肘尖至腕横纹或阳池穴	1-1,1-2	12	直	

陆瘦燕朱汝功

针灸腧穴图谱

项目 部位	起　止　处	图号	分寸 （单位寸）	横直 标准	说　　明
上 肢 部	腕横纹或阳池穴至中指本节	1-1, 1-2	4	直	此为上肢取穴时直量的标准
	中指本节至中指端	1-1, 1-2	4.5	直	
	中指节两横头之间（中指同身寸）	1-8	1	横 直	此多用作背部取穴时横量的标准，在四肢及腹部也可用作直寸
	示指（食指）、中指、环指、小指四指相并的阔度（一夫）	1-9	3	直 横	用在小腿，下腹作为直寸，背部作为横寸
下 肢 部	横骨上廉至内辅骨上廉	1-1	18	直	此为大腿内侧直量的标准
	内辅骨上廉至下廉	1-1	3.5	直	此为膝内侧直量的标准
	内辅骨下廉至内踝	1-1	13	直	此为小腿内侧直量的标准
	髀枢至膝中（或腘中）	1-2, 1-3	19	直	此为大腿前、外、后侧直量的标准
	膝中（或腘中）至外踝	1-2, 1-3	16	直	此为小腿前、外、后侧直量的标准
	跗以下至地	1-3	3	直	此为足厚的标准
	足踵至趾端	1-3	12	直	此为足的长度标准

二、全身经穴分部

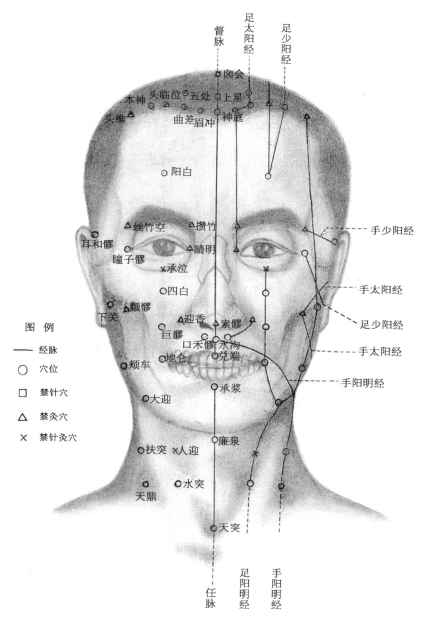

图 1-10 头部正面图

注：全书力例同上。

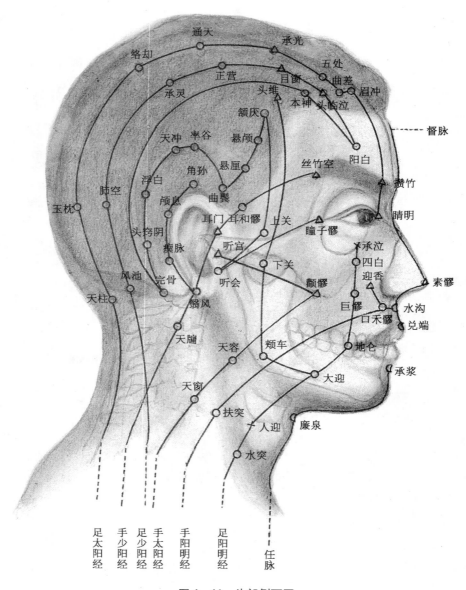

督脉

通天
承光
络却
五处
正营
目窗
曲差
承灵
头维
眉冲
本神　头临泣
颔厌
悬颅
天冲　率谷
悬厘
丝竹空
阳白
角孙
攒竹
浮白
曲鬓
睛明
肺空
颅息
上关
玉枕
耳门　耳和髎
瞳子髎
头窍阴
听宫
承泣
瘈脉
下关
四白
风池
完骨
听会
颧髎
迎香
天柱
翳风
素髎
巨髎
水沟
天牖
口禾髎
兑端
天容
颊车
地仓
天窗
大迎
承浆
扶突
人迎　廉泉
水突

足太阳经
手少阳经
手太阳经
手阳明经
足阳明经
任脉

图 1-11　头部侧面图

10

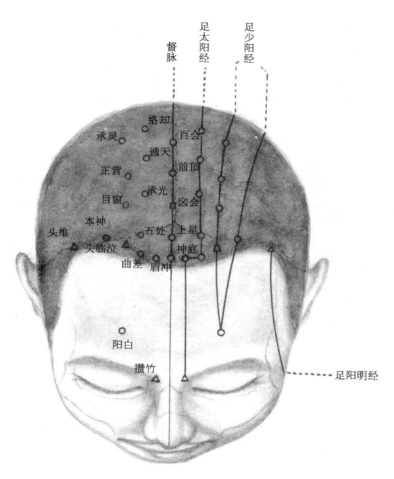

足少阳经
足太阳经
督脉

络却
承灵
正营
目窗
本神
头维
头临泣
曲差

百会
通天
前顶
承光
囟会
五处
上星
神庭
眉冲

阳白
攒竹

足阳明经

图 1-12 头 顶 部 图

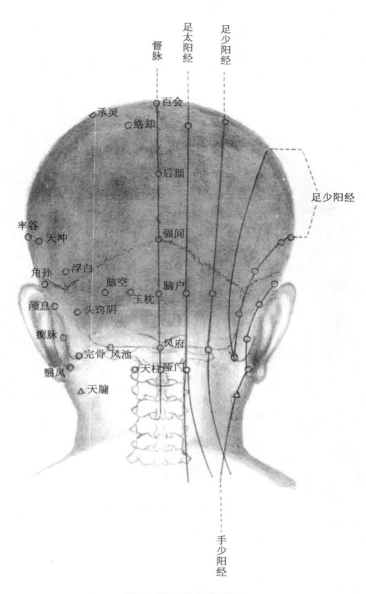

足少阳经

督脉

足太阳经

足少阳经

承灵

百会

络却

足少阳经

后顶

率谷

天冲

强间

角孙

浮白

脑空

脑户

颅息

头窍阴

玉枕

瘛脉

完骨 风池

风府

翳风

天柱 哑门

天牖

手少阳经

图 1-13　头部背面图

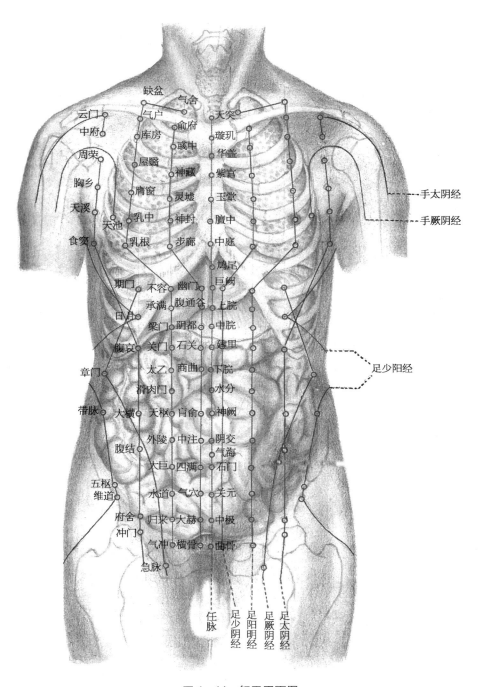

缺盆　气舍
云门　气户　俞府　天突
中府　库房　璇玑
周荣　　　彧中　华盖
屋翳　神藏　紫宫
胸乡　膺窗　灵墟　玉堂
天溪　天池　乳中　神封　膻中
食窦　乳根　步廊　中庭
　　　　　　　　鸠尾
期门　不容　幽门　巨阙
　　　承满　腹通谷　上脘
日月　梁门　阴都　中脘
腹哀　关门　石关　建里
章门　太乙　商曲　下脘
　　　滑肉门　　　水分
带脉　大横　天枢　肓俞　神阙
　　　外陵　中注　阴交
腹结　　　　　　　气海
　　　大巨　四满　石门
五枢　水道　气穴　关元
维道　　　　　　　　
府舍　归来　大赫　中极
冲门　气冲　横骨　曲骨
急脉

手太阴经
手厥阴经
足少阳经

任脉　足少阴经　足厥阴经　足太阴经
足阳明经

图 1-14　躯干正面图

13

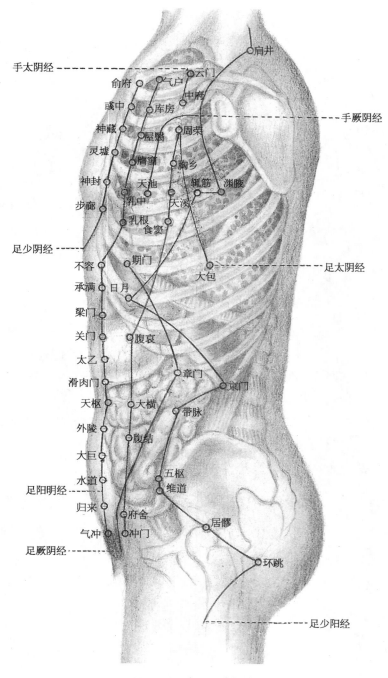

手太阴经

俞府
彧中
神藏
灵墟
神封
步廊

足少阴经

不容
承满
梁门
关门
太乙
滑肉门
天枢
外陵
大巨
水道

足阳明经

归来
气冲

足厥阴经

气户
云门
中府
库房
屋翳
膺窗
天池
乳中
乳根
食窦
期门
日月

腹哀

章门
大横
带脉
腹结

五枢
维道
府舍
冲门

肩井

手厥阴经

周荣
胸乡
辄筋
渊腋
天溪

大包

足太阴经

京门

居髎

环跳

足少阳经

图 1-15　躯干左侧面图

14

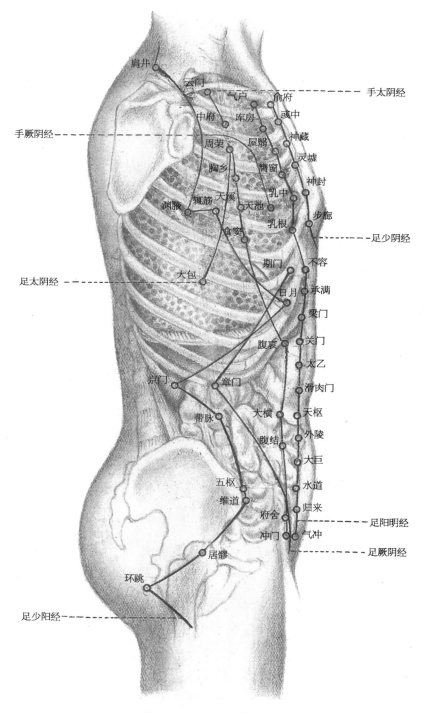

肩井
云门
气户　俞府
中府　库房　彧中
周荣　屋翳　神藏
胸乡　膺窗　灵墟
辄筋　天溪　膺窗　神封
渊腋　　　天池　乳中　步廊
食窦　乳根
大包　期门　不容
日月　承满
梁门
腹哀　关门
太乙
京门　章门　滑肉门
带脉　大横　天枢
腹结　外陵
大巨
五枢　水道
维道　归来
府舍　气冲
冲门
居髎
环跳

手太阴经
手厥阴经
足少阴经
足太阴经
足阳明经
足厥阴经
足少阳经

图 1－16　躯干右侧面图

15

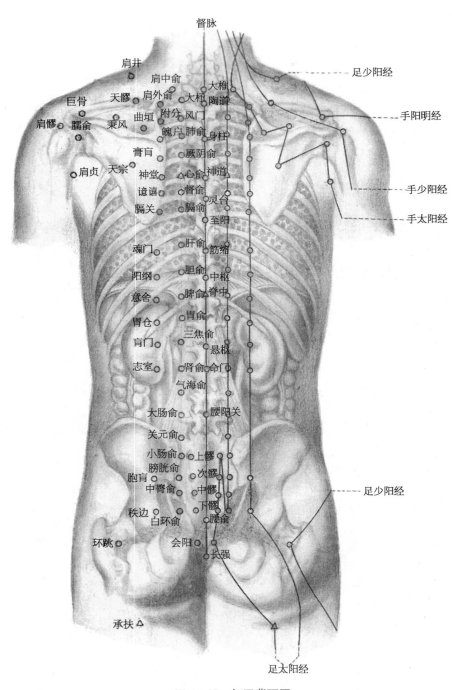

图 1-17　躯干背面图

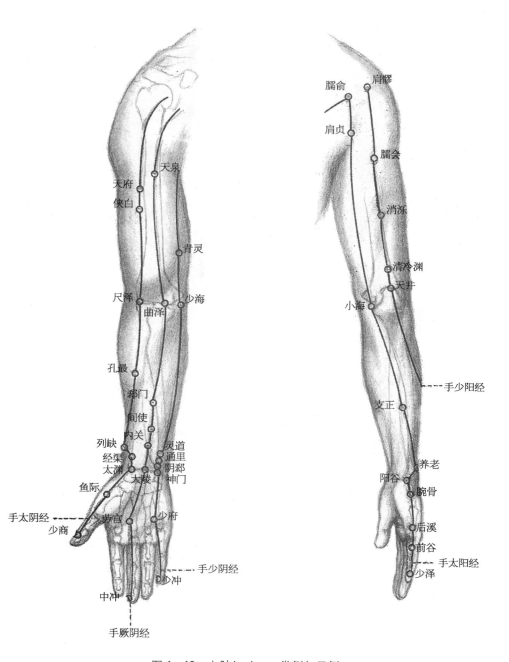

图 1-18 上肢(一)——掌侧与尺侧

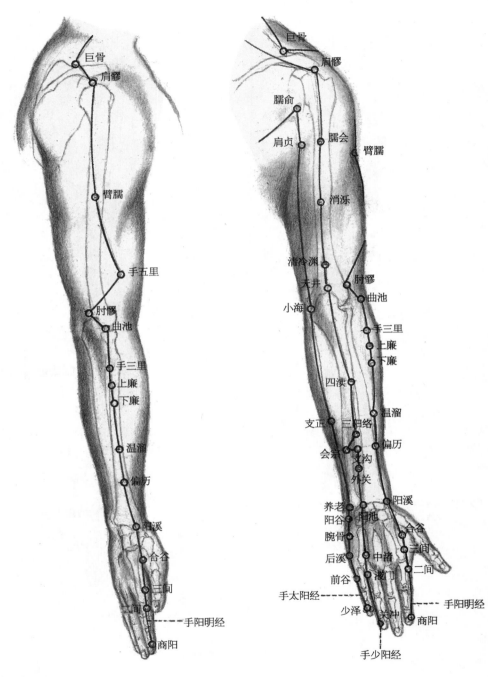

巨骨
肩髃
臂臑
手五里
肘髎
曲池
手三里
上廉
下廉
温溜
偏历
阳溪
合谷
三间
二间
商阳
手阳明经

巨骨
肩髃
臑俞
肩贞
臑会
臂臑
消泺
清冷渊
天井
小海
肘髎
曲池
手三里
上廉
下廉
四渎
温溜
支正
三阳络
偏历
会宗
支沟
外关
养老
阳谷
阳池
阳溪
腕骨
合谷
后溪
中渚
三间
前谷
液门
二间
手太阳经
少泽
关冲
商阳
手阳明经
手少阳经

图 1-19　上肢(二)——背侧与桡侧

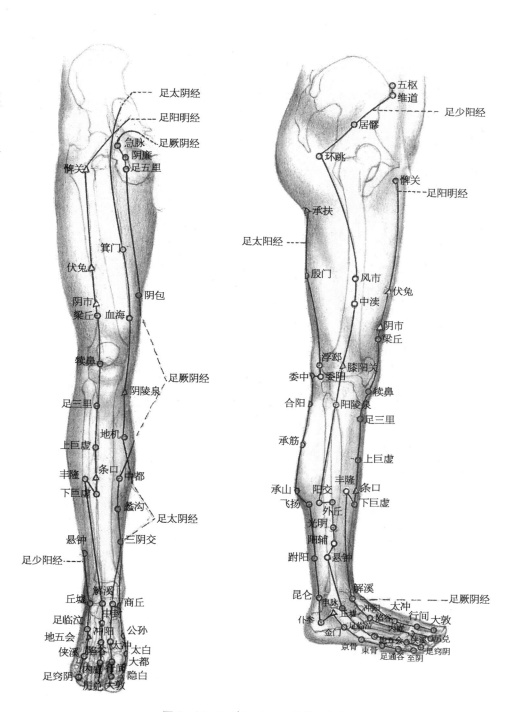

图 1-20 下肢(一)——前侧与外侧

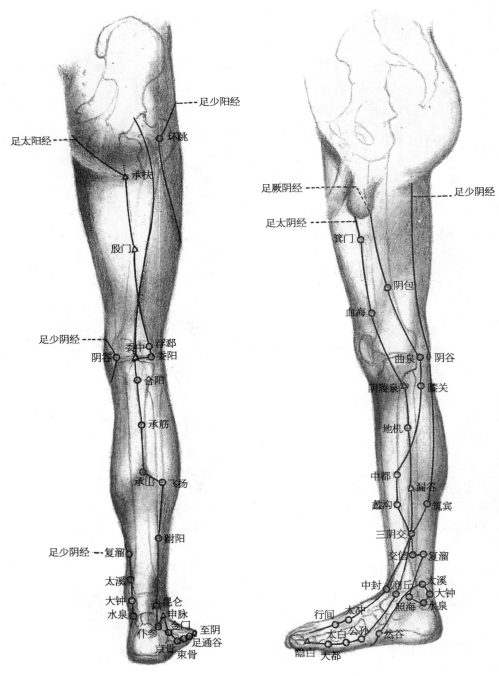

足少阳经

足太阳经 — 环跳

承扶

殷门

足少阴经

阴谷 委中 浮郄
委阳

合阳

承筋

承山 飞扬

跗阳

足少阴经 — 复溜

太溪

大钟 昆仑
水泉 申脉
仆参 金门 至阴
京骨 束骨 足通谷

足厥阴经

足太阴经

足少阴经

箕门

阴包

血海

曲泉 阴谷

阴陵泉 膝关

地机

中都 漏谷

蠡沟 筑宾

三阴交

交信 复溜

中封 商丘 太溪
行间 太冲 大钟
太白 公孙 照海 水泉
隐白 大都 然谷

图 1-21 下肢(二)——后侧与内侧

20

第二部分
十四经脉与经穴

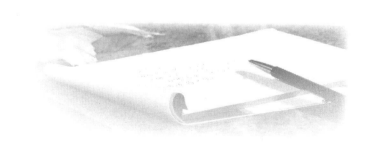

一、手太阴肺经循行分布及其病候

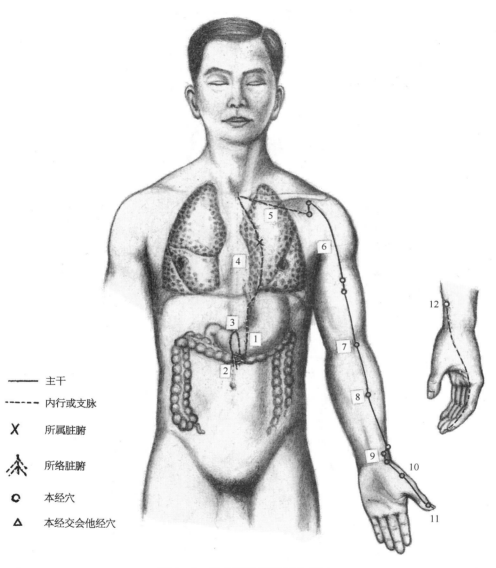

——	主干
- - - - -	内行或支脉
✕	所属脏腑
棻	所络脏腑
○	本经穴
△	本经交会他经穴

图 2-1 手太阴肺经循行示意图

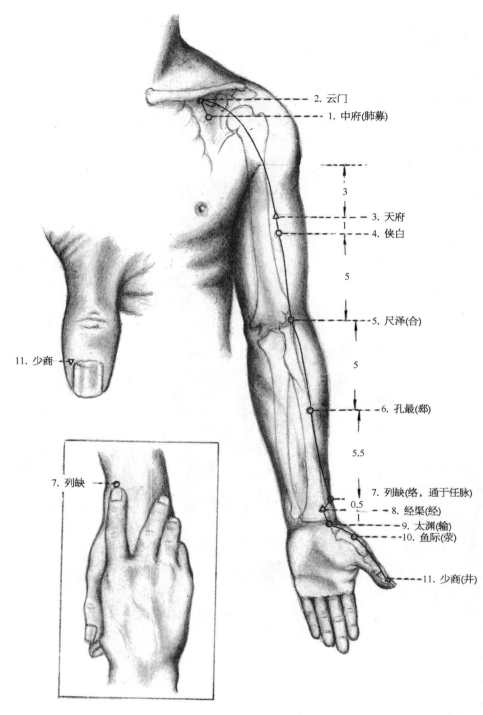

2. 云门
1. 中府(肺募)

3

3. 天府
1
4. 侠白

5

5. 尺泽(合)

5

6. 孔最(郄)

5.5

11. 少商

7. 列缺

7. 列缺(络，通于任脉)
0.5
8. 经渠(经)
1
9. 太渊(输)
10. 鱼际(荥)

11. 少商(井)

图 2-2　手太阴肺经(L)经穴图

[循行分布]

① 本经自中焦约当胃脘处的中脘穴起始；② 下行联络大肠；③ 上行的经脉，沿胃上下口；④ 贯穿膈肌，入属肺脏；⑤ 从气管和喉部，横行出中府穴（手足太阴之会），过云门穴而至腋下；⑥ 沿上臂内侧，经天府、侠白穴；⑦ 下入肘中的尺泽穴；⑧ 行于前臂内侧，过孔最、列缺、经渠穴；⑨ 至掌后高骨下缘，入寸口部的太渊穴；⑩ 上拇指本节后的鱼际穴；⑪ 从拇指爪甲内角处的少商穴出大指尖端；⑫ 另有一条支脉，从腕后列缺穴处分出，下沿示指内侧，出其端，和手阳明大肠经相接。（本段中序号与图 2-1 中序号对应）

[病候解释]

当肺脏的经脉脉气有所变动，经气失掉循脉顺向流行的常态，逆经厥上，致使肺气不能宣通，就会发生肺部膨膨胀满而咳嗽气喘，或者缺盆中疼痛，剧烈时患者常交叉两臂按住胸中，眼发花黑，此类症状称作"臂厥"。

本经是肺脏的经脉，所以主肺脏。它所生的疾病：其症为咳嗽上气而喘促；肺属金，肺病金不生水，阴虚火旺，故见口渴、心烦，这是属于肺脏的疾病；若脏病连经，病变的部位在本经中焦脉气出发处，则沿经脉循行所过的胃口、胸膈等部都可以受到影响，阻碍了气机的输化，结果发生胸部胀满而纳闷；或者病变在本经臂臑以下的部分，就有臂臑内侧前缘疼痛、厥冷等症状出现；病在本经别络直入掌中的分段，也可以发生掌心灼热。

如本经经气有余，属于邪盛的实证，就会肩背疼痛。如果是感受了风寒之邪，就可以发生汗自出等外感中风的病理反应。肾经上入肺中，肺脏有邪，循经下传入肾，因此可以兼有小便次数增多而尿量减少。

若经气虚陷，也会有肩背酸痛，但是必兼有怕冷，或者呼吸短促，这是因为本经阳气衰少，肺气不足的缘故。肺虚子不能受母气，而致肾水也枯涸，膀胱虚热内郁，所以小溲黄而发红。

表 2-1　手太阴肺经(L)经穴表

穴名	编号	部　位	取　穴	主　治	针灸法
中府	L1	在前胸壁之外上方,第二肋骨外侧,胸大肌上部,当乳上三肋间,华盖穴旁开6寸动脉应手处陷中	正坐或仰卧,从乳头上数三肋于乳线或锁骨中线旁开2寸处取之	肺急胸满、喘逆善噎、食不下、寒热、咳呕脓血、肺风面肿、汗出肩背痛、喉痹、少气不得息、瘿瘤	针3～5分灸3壮
云门	L2	在锁骨外端的下缘,胸大肌上部,当璇玑穴旁开6寸处陷中	正坐或仰卧,在中府穴上1寸,距乳线或锁骨中线旁开2寸处取之	伤寒四肢热不已、咳逆短气、胁肋烦热彻痛、喉痹、瘿气、臂不得举	针3～5分《针灸甲乙经》:刺太深令人逆息灸3壮
		以上两穴,主治:胸肺疾患			
天府	L3	在肱骨前外侧上部,肱二头肌外缘,当上臂内廉,腋下3寸动脉应手处	伸臂仰掌,从腋横纹前端,直向尺泽穴下量3寸处取之	血溢口鼻、恶语悲泣、喘息不得安卧、疟疾寒热、目眩、瘿气、暴渴善忘	针5分《针灸甲乙经》:不可灸
侠白	L4	在肱骨前外侧中央部,肱二头肌外缘,当天府穴下1寸动脉中	伸臂仰掌,从肘横纹(尺泽穴)上量5寸处取之	心痛气短、干呕烦满、咳逆上气、赤白汗斑	针5分灸5壮
尺泽	L5	在肘关节之桡侧,肱二头肌肌腱之外方,当肘横纹上两筋骨罅宛陷中	伸臂仰掌,在肘横纹中央,稍偏桡侧,当两筋间取之	呕吐、喉痹、心烦、身痛、舌干、咳唾脓血、心痛短气、风痹、肘挛、便数色变、善嚏	针5分灸5壮
孔最	L6	在桡骨前面,旋前圆肌上端的外缘,当尺泽穴下5寸处	伸臂仰掌,从腕侧横纹(太渊穴)上量7寸,直对尺泽穴处取之	热病汗不出、咳逆、肘臂痛难屈伸、吐血失音、头疼咽痛	针5分灸5壮
列缺	L7	在桡骨茎突之上方,肱桡肌腱与外展拇长肌腱之间,当腕后1寸5分处	使患者两虎口交叉,示指按压在桡骨茎突处,当示指尽处筋骨罅陷中取之	偏风喎斜、半身不遂、口噤不开、手痛、寒热、健忘惊悸、小便热痛、瘾疹、溺血精出	针2～3分灸3～5壮

穴名	编号	部　　位	取　　穴	主　　治	针灸法
经渠	L8	在桡骨茎突的内缘,桡侧腕屈肌腱外侧,旋前方肌中,当寸口动脉中	伸臂仰掌,从腕横纹(太渊穴)上量1寸,与尺泽穴相对处取之	疟疾寒热、胸背拘急、喉痹、咳逆上气、伤寒、热病汗不出、心痛呕吐	针2~3分《针灸甲乙经》:不可灸
太渊	L9	在腕关节部,桡侧腕屈肌腱外侧,外展拇长肌腱内侧,当掌后腕横纹头动脉中	伸臂仰掌,在经渠穴直下,当腕横纹之桡侧,按取动脉处是穴	胸痹气逆、咳嗽呕哕、肺胀喘息、噫气心痛、咽干烦躁、狂言不卧、目痛生翳、肩背痛	针2~3分灸3壮
鱼际	L10	在第一掌骨小头后方的桡侧,外展拇短肌的前端,当本节后散脉中	仰掌,在拇指本节(指掌关节)后骨陷中,当第一掌骨之中央,赤白肉际处取之	发热恶风、伤寒汗不出、胸背痛、目眩、烦心、吐血、咽干、心痹短气	针3~5分灸3壮《医学入门》:禁灸
少商	L11	在拇指末节爪廓的桡侧,去爪甲角如韭叶处	握拳立置,拇指向上,在拇指爪甲内角旁1分处取之	项肿、喉痹、烦心、呕哕、咳逆、疟疾振寒、腹胀肠满、雀目不明、唇干唾沫、手挛指痛、小儿乳蛾	针1分《铜人腧穴针灸图经》:不宜灸

以上九穴,主治:喉、胸、肺病,发热病及臑臂掌内廉局部病

本经脉长三尺五寸,多气少血,寄于辛金,寅时(清晨3~5时)注此,左右各十一穴。

二、手阳明大肠经循行分布及其病候

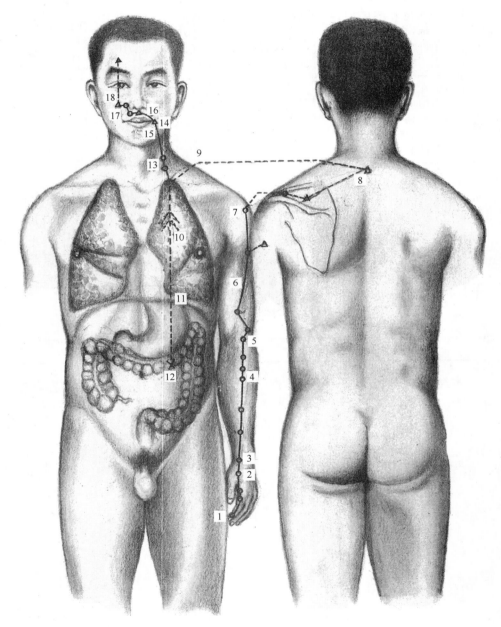

图 2-3　手阳明大肠经循行示意图

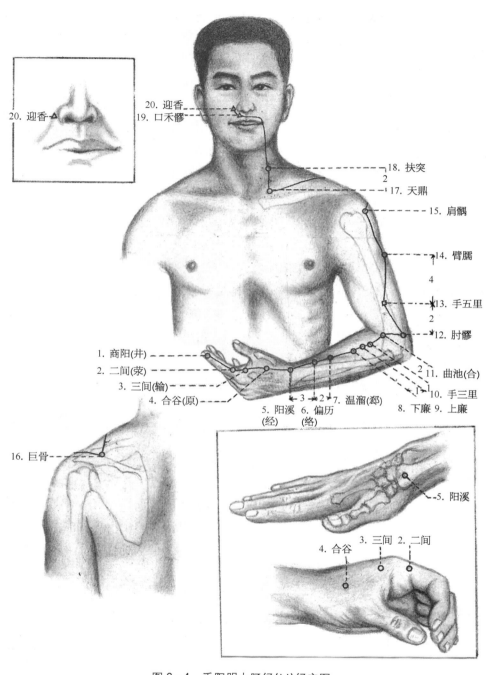

20. 迎香
20. 迎香
19. 口禾髎

18. 扶突
2
17. 天鼎
15. 肩髃

14. 臂臑
4
13. 手五里
2
12. 肘髎

1. 商阳(井)
2. 二间(荣)
3. 三间(输)
4. 合谷(原)

2 11. 曲池(合)
1 10. 手三里
8. 下廉 9. 上廉

3 2 7. 温溜(郄)
5. 阳溪 6. 偏历
(经) (络)

16. 巨骨

5. 阳溪

3. 三间 2. 二间
4. 合谷

图 2-4　手阳明大肠经(LI)经穴图

[循行分布]

① 本经起于示指端,和手太阴肺经的支脉相接,自爪甲角内缘的商阳穴,沿示指内侧,过二间、三间穴;② 出第一、第二掌骨之间的合谷穴;③ 直上经过拇指后两筋之中的阳溪穴;④ 沿前臂上行,过偏历、温溜、下廉、上廉、手三里穴;⑤ 入肘外侧的曲池穴,经肘髎穴;⑥ 沿上臂外侧前缘,过手五里、臂臑穴(手阳明、阳维之会)络入手少阳三焦经的臑会穴;⑦ 上至肩部,过肩髃穴(手阳明、阳跷之会),沿肩峰后缘上行经巨骨穴(手阳明、阳跷之会),折至手太阳经的秉风穴(手阳明、太阳与手足少阳之会);⑧ 行至柱骨端督脉的大椎穴(手足三阳、督脉之会)和诸阳经相会;⑨ 再前行出缺盆;⑩ 下络肺脏;⑪ 贯穿膈肌;⑫ 到天枢穴附近入属大肠;⑬ 另一条经脉,从缺盆上行,经过颈部的天鼎、扶突穴;⑭ 上贯面颊;⑮ 入下齿中;⑯ 再复出行,绕过口吻,经足阳明的地仓穴(手足阳明、跷脉之会),在督脉的水沟穴(督脉、手足阳明之会)处左右交贯至对侧鼻孔部;⑰ 经口禾髎穴,在迎香穴(手足阳明之会)挟鼻孔而接足阳明经;⑱ 本经脉气还旁行出足阳明经的巨髎穴(手足阳明、跷脉之会),上到足少阳的阳白穴(手足阳明、少阳与阳维之会),而与手足少阳、足阳明、阳维相会。(本段中序号与图2-3中序号对应)

[病候解释]

本经脉气有所变动,壅滞不通,在经脉循行所到处的下齿中可以发生疼痛,颈部常见肿大。

本腑大肠与肺为表里,肺主气,而津液由气所化,故本经主津液。它所生的疾病:若热郁大肠,津液内伤,则循脉所过处,可见眼睛发黄,口中干燥,喉中作痛,鼻中流涕出血等症状。

本经经气有余时,阳气胜阴,在经脉所过处就会发热,邪气壅盛,则又能发肿。

如经气不足,则因本经与肺为表里,主一身皮毛之表,阳明表阳虚陷,所以多见发冷战抖,难以回复。

表2-2　手阳明大肠经(LI)经穴表

穴名	编号	部　位	取　穴	主　治	针灸法
商阳	LI1	在示指爪廓的桡侧,去爪甲角如韭叶处	俯掌,在示指之桡侧,去爪甲角约1分许处取之	胸满喘咳、热病汗不出、耳鸣耳聋、寒热瘰疬、口干、项肿、目盲	针1分灸3壮

穴名	编号	部　位	取　穴	主　治	针灸法
二间	LI2	在示指近节指骨基底前方的桡侧,当本节前陷中	横肱屈指,当示指本节前(桡侧)横纹尖端赤白肉际取之	颔肿喉痹、肩背臑痛、鼽衄、齿痛、目黄、口干、口眼㖞斜、伤寒水结	针2～3分 灸3壮
三间	LI3	在第二掌骨小头后方的桡侧,第一背侧骨间肌和内收拇肌部,当本节后陷中	横肱屈指,当示指本节后(桡侧)之凹陷中取之	鼽衄、喉痹、咽干如梗、下齿龋痛、胸腹满、肠鸣洞泄、寒热唇焦、口干气喘、目眦痛	针3分 灸3壮
合谷	LI4	在第一、第二掌骨之间,第一背侧骨间肌中,当虎口歧骨间陷中	以手掌平置,伸开拇指、示指,在第一、第二掌骨间微凹陷处取之	伤寒大渴、发热恶寒、头痛脊强、风疹、热病汗不出、偏正头痛、面肿目翳、唇吻不收、瘖不能言、口噤、瘗瘲、小儿乳蛾	针3～5分 灸3～5壮
阳溪	LI5	在手舟骨与桡骨之间桡腕关节部,拇长伸肌和拇短伸肌腱(两筋)之间陷中	以手掌平置,伸开拇指、示指,使拇指上翘,当第一掌骨之后两肌腱之间陷凹处取之	狂言喜笑、热病烦心、汗不出、目赤烂翳、头痛、寒热、喉痹、耳鸣、齿痛	针3分 灸3壮
偏历	LI6	在桡骨远端之背侧面,腕短伸肌和拇长伸肌腱之间,当腕后3寸处	横肱屈肘,当交叉两手中指尽处是穴	疟疾寒热、癫疾多言、目视䀮䀮、耳鸣喉痹、口㖞、咽干、鼽衄、齿痛、汗不出	针3分 灸3壮
温溜	LI7	在桡骨背面,桡侧腕短伸肌肌腹与外展拇长肌之间,当腕后5寸处	横肱屈肘,试用力握拳有肉隆起如蛇头处,其下是穴	伤寒头痛、狂言吐沫、口舌肿痛、喉痹、面肿、肠鸣腹痛、肩不得举	针3～5分 灸3～5壮
下廉	LI8	在桡骨桡侧,腕长伸肌和腕短伸肌之间,当曲池之下4寸处	横肱屈肘,从温溜穴上量3寸处取之	头风痹痛、飧泄腹满、便血、疝气、面无颜色、疭癖、腹痛、乳痛	针3～5分 灸3～5壮
上廉	LI9	在桡骨桡侧,腕长伸肌和腕短伸肌之间,当曲池穴下3寸处	横肱屈肘,从下廉穴上量1寸处取之	脑风头痛、胸痛、喘息、半身不遂、肠鸣、大肠气滞、手足不仁	针5～7分 灸3～7壮
手三里	LI10	在桡骨桡侧,腕长伸肌和腕短伸肌之间,当曲池穴下2寸处	横肱屈肘,从上廉穴上量1寸处取之	中风口㖞、手足不遂、霍乱遗矢、失音、齿痛、颊肿、瘰疬、手痹不仁	针5～7分 灸5～7壮

穴名	编号	部　　位	取　　穴	主　　治	针灸法
曲池	LI11	在肱桡关节的桡侧，腕长伸肌的起始部，当肘横纹头陷中	屈肘拱手，在肘窝横纹端尽处取之	伤寒胸中烦满、目眩、耳痛、瘰疬、喉痹、瘾疹、癫疾、手臂红肿、肘痛、偏风不遂、瘾疹痂疥、妇人经脉不通	针5～10分灸5～10壮
以上手臂部穴位，主治：头、面、耳、鼻、齿、喉病，发热病及臂外前廉局部病						
肘髎	LI12	在肱骨外上髁上方，肱桡肌起始部，肱三头肌的外缘，当肘大骨外廉陷中	屈肘，在曲池穴上1寸，斜向外侧，当肱骨边缘取之	肘节风痹、臂痛不举、麻木不仁、嗜卧	针5～7分灸3～7壮
手五里	LI13	在肱骨外侧，肱二头肌的外侧缘，当肘上3寸，斜行向里大脉之中	横肱屈肘，从曲池穴上量3寸，微向内斜，按取动脉处是穴	吐血、咳嗽、肘臂疼痛、胀满气逆、寒热瘰疬、目视眈眈	禁针灸3～5壮
臂臑	LI14	在肱骨外侧，三角肌下端的后缘，肱三头肌外侧头的前缘，当肘上7寸处	横肱屈肘，从曲池穴上量7寸，当三角肌尽处取之	臂痛无力、寒热瘰疬、颈项拘急	针5～10分灸3～7壮
肩髃	LI15	在肩峰和肱骨大粗隆之间，三角肌上部的中央凹陷中	正坐，以手臂平举，当肩端两骨间宛宛中取之	半身不遂、肩臂酸痛、劳气泄精、瘰疬、瘿气、风热瘾疹	针3～7分灸7～15壮
巨骨	LI16	在锁骨肩峰端与肩胛冈之间，斜方肌与冈上肌中，即肩端两叉骨间陷中	正坐，当锁骨肩峰端和肩胛冈形成的两叉骨间取之	惊痫、吐血、肩臂痛不得屈伸	针3～7分灸3～7壮
以上膊臑部穴位，主治：局部疾患为主						
天鼎	LI17	在颈部胸锁乳突肌下端的后缘，颈阔肌中，当缺盆穴上，直扶突穴，气舍穴后1寸5分处	正坐仰靠，在天突穴旁开3寸，当锁骨上扶突穴直下2寸处取之	喉痹咽肿、暴瘖气梗	针3分灸3壮

穴名	编号	部　　位	取　　穴	主　　治	针灸法
扶突	LI18	在颈部胸锁乳突肌后，当人迎穴后1寸5分处	正坐仰靠，或仰卧，按取颈动脉，横平喉结处的人迎穴，以人迎至喉结的距离向后平量，当胸锁乳突肌后缘是穴	咳嗽多唾、上气喘息、暴瘖气梗	针3分灸3壮
以上颈部穴位，主治：咽喉疾患					
口禾髎	LI19	在上颌骨犬齿窝部，上唇方肌的止端，当鼻孔下处	正面仰靠，或仰卧，在水沟穴两旁5分处取之	口眼㖞斜、口噤不开、鼻疮、息肉、鼻塞、鼽衄	针3分禁灸
迎香	LI20	在鼻翼外缘沟中央，上唇方肌中，当口禾髎穴上，鼻孔下旁处	正面仰靠，或仰卧，在鼻翼旁鼻唇沟中取之	鼻塞、息肉、鼽衄、喘息、偏风㖞斜、水肿、风动面痒	针3分禁灸
以上鼻部穴位，主治：鼻疾患					

　　本经脉长五尺，多气多血，寄于庚金，卯时（清晨5～7时）注此，左右各二十穴。

三、足阳明胃经循行分布及其病候

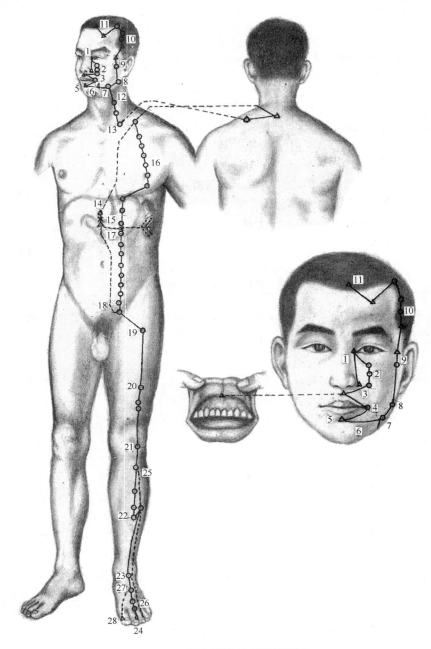

图 2-5　足阳明胃经循行示意图

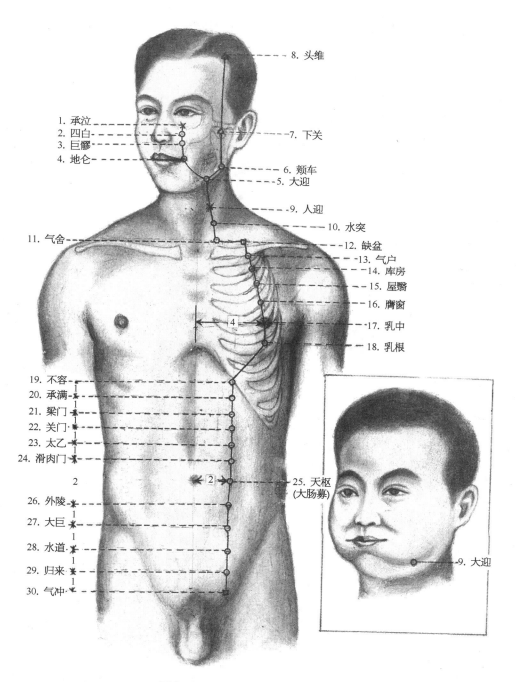

1. 承泣
2. 四白
3. 巨髎
4. 地仓

8. 头维
7. 下关
6. 颊车
5. 大迎
9. 人迎
10. 水突

11. 气舍
12. 缺盆
13. 气户
14. 库房
15. 屋翳
16. 膺窗
17. 乳中
18. 乳根

4

19. 不容
20. 承满
21. 梁门
22. 关门
23. 太乙
24. 滑肉门

2

2

25. 天枢
(大肠募)

26. 外陵
27. 大巨
1
28. 水道
1
29. 归来
1
30. 气冲
1

9. 大迎

图 2-6 足阳明胃经(S)经穴图(一)

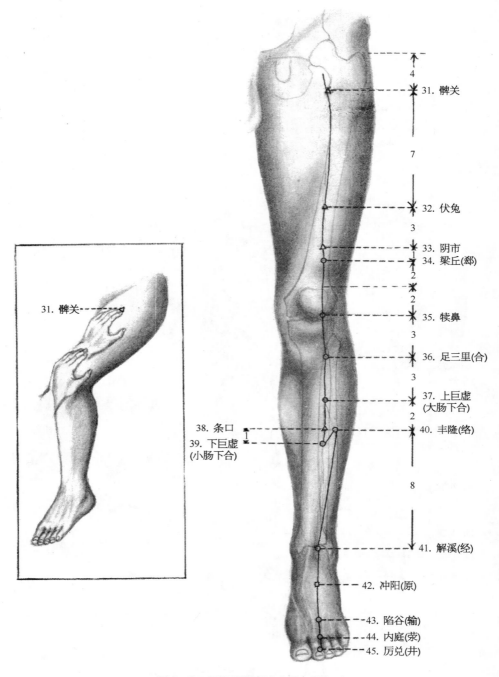

31. 髀关

4

7

32. 伏兔

3

33. 阴市
34. 梁丘(郄)

2

2

35. 犊鼻

3

36. 足三里(合)

3

37. 上巨虚
(大肠下合)

2

38. 条口
39. 下巨虚
(小肠下合)

40. 丰隆(络)

8

41. 解溪(经)

42. 冲阳(原)

43. 陷谷(输)
44. 内庭(荥)
45. 厉兑(井)

31. 髀关

图2-7　足阳明胃经(S)经穴图(二)

[循行分布]

① 本经自鼻两旁手阳明的终穴迎香穴处发起,上至鼻根部,左右相交,经过足太阳经的睛明穴(手足太阳、足阳明、阴阳二跷五脉之会);② 下沿鼻外侧,过承泣(足阳明、阳跷、任脉之会)、四白、巨髎穴(手足阳明、阳跷之会);③ 入上齿中;④ 出督脉的水沟穴(督脉、手足阳明之会)、龈交穴(督脉、足阳明之会)环行口吻两旁,经地仓穴(手足阳明、阳跷之会)绕过唇下;⑤ 至任脉的承浆穴(任脉、足阳明之会)左右相交;⑥ 退沿腮下后方;⑦ 出大迎穴;⑧ 过颊车穴;⑨ 上到耳前的下关穴(足阳明、少阳之会),又经足少阳的上关穴(手足少阳、阳明之会);⑩ 沿发际,历经足少阳的悬厘、悬颅、颌厌(均为手足少阳、足阳明之会)三穴,而到头维穴(足少阳、阳明之会)折下眉上足少阳的阳白穴(手足阳明、少阳,阳维之会);⑪ 至额颅部督脉的神庭穴(督脉,足太阳、阳明之会);⑫ 另一支脉,从大迎穴前直下人迎穴(足少阴、阳明之会),经喉咙,历水突、气舍穴,折后经足少阳的肩井穴(手足少阳、足阳明、阳维之会)而到督脉的大椎穴(督脉、手足三阳之会);⑬ 前行过缺盆穴;⑭ 下贯膈肌;⑮ 当任脉的上脘穴(任脉、足阳明、手太阴之会)、中脘穴(手太阳、少阳,足阳明,任脉之会)入属胃腑,联络脾脏;⑯ 其直行的那条经脉,从缺盆下行经气户、库房、屋翳、膺窗等穴,直下乳部的乳中、乳根穴,折向距任脉两旁2寸处,经过不容、承满、梁门、关门、太乙、滑肉门六穴,下挟脐旁,历天枢、外陵、大巨、水道、归来诸穴而入气冲中;⑰ 另一支脉,从胃下口,约当下脘处发出;⑱ 循行腹里,到气冲穴,和前面直行的经脉相合;⑲ 由此下行到股前侧,经髀关穴;⑳ 抵伏兔、阴市、梁丘穴;㉑ 到膝盖部,过犊鼻穴;㉒ 沿胫骨外缘,历足三里、上巨虚、条口、下巨虚、丰隆、解溪穴;㉓ 下入足背部的冲阳穴,经陷谷穴;㉔ 入中趾内侧,过内庭至次趾外侧的厉兑穴;㉕ 另一支脉,自膝下3寸(足三里穴)处发出;㉖ 别行到足中趾外侧;㉗ 又一支脉,从足背部(冲阳穴)起始,斜出足厥阴肝经的外侧,沿踇趾出其端,和足太阴脾经相接。(本段中序号与图2-5中序号对应)

[病候解释]

当本经的脉气有所变动,阳虚不能胜阴,故可见怕冷而振抖。胃属土,土虚水反侮之,肾脏的阴气因此偏胜,肾主欠、主呻,在五色中属黑色,所以患者时作呵欠,频频呻吟,面黑。此皆本经虚寒的症状。若阳气有余,会怕人和火。木克土,致土畏之,所以听到一切从木器发出的声音,或者五音中的"角"声,患者就会惊怕、心悸。但是如果阳尽转阴，阴气好静，患者又会喜欢独自一人关闭了门户居住。在阳热极盛时，患者会爬到高处去唱歌，脱衣乱跑，就是狂症。

假使厥气逆脉，腹部的气机失于运化，也可以发生腹胀鸣响。这些症状，统称"骭厥"。

胃为水谷之海，主生营血，胃腑有病，则营血不生，所以本经主血。它所生的疾病：若本经阳气有余，并入于阴，就会发狂，风邪袭入，会发疟疾，温气淫佚，则汗自出，这些都是阳明经病的全身症状。本经之脉，起于鼻根部，挟口环唇，其中有一条支脉从大迎穴前面下至人迎穴喉部而入缺盆穴，所以经脉生病也可以发生鼻流清涕、鼻中出血、口角㖞斜、口唇生疮、颈肿与喉痹等。胃居中焦，土虚不能制水，关门不利，水气渗溢经络，浸渍脏腑，则成臌胀或水肿病。或在经脉所过处的胸部、乳部、气街部、股部、胫骨外侧、足背上皆痛，足中趾不能运用。

本经经气有余的实证，阳气过盛，在胸腹部经脉所过处会发热。胃气盛实，就会消化增强，常觉饥饿。小肠者，受盛之官，受胃气而化之，是泌别清浊之所，胃气有余，则便是火，传邪于小肠，故小便颜色发黄。

经气不足，阴气胜阳，则胸腹部冷而战栗。如胃中阳虚，水谷之气不化，停滞中焦，则可发生胀满的症状。

表 2-3　足阳明胃经（S）经穴表

穴名	编号	部　位	取　穴	主　治	针灸法
承泣	S1	在眼轮匝肌中，当目下 7 分，直瞳子处	正坐仰靠，或仰卧，正视时在瞳孔直下方，当眶下缘与下眼睑交界处取之	泪出目痒、远视䀮䀮、夜盲㖞僻	针 3 分不宜灸
四白	S2	在眶下孔处，眼轮匝肌和上唇方肌之间，当目下 1 寸，直瞳子处	正坐仰靠，或仰卧，正视时在瞳子直下 1 寸，于眼窝下骨孔处取之	头疼目眩、目赤生翳、眼睑眴动、目痒流泪、口眼㖞斜	针 3 分灸 1～3 壮
巨髎	S3	在上颌骨前面，上唇方肌中，当鼻孔旁 8 分，直瞳子处	正坐仰靠，或仰卧，正视时在瞳子之直下方与鼻翼下缘平齐，相当于鼻唇沟的外侧	风寒鼻塞、唇颊肿痛、口㖞目眴、青盲无见、远视䀮䀮、面风颊肿	针 3 分灸 1～3 壮

穴名	编号	部　位	取　穴	主　治	针灸法
地仓	S4	在口轮匝肌中，当口吻旁4分处	正坐或仰卧，在口角旁4分处取之	偏风口眼㖞斜、牙关不开、齿痛颊肿、失音不语、眼睑动、远视䀮䀮、昏夜无见	针8～15分，针向颊车穴灸3～5壮
大迎	S5	在下颌骨部，咬肌停止部的前缘，当曲颊前1寸3分骨陷中	侧伏或侧卧，使闭口鼓腮，当下颌骨边缘出现一沟形处取之	风痉口痦、口噤不开、唇吻睑动、颊肿牙痛、舌强不能言、目痛不得闭、口㖞数欠、风壅面肿、寒热瘰疬	针3分灸3壮
颊车	S6	在下颌角前上方咬肌附着部，当耳下曲颊端陷中	侧伏或侧卧，在下颌角前骨陷中，当咬牙时有肌肉隆起处取之	中风牙关不开、失音不语、口眼㖞斜、颊肿牙疼、颈强不得回顾	针4分灸3～7壮
下关	S7	在下颌小头前方，颧骨弓下缘与下颌切迹围成的骨孔中，当上关穴下耳前动脉处	侧伏或正坐，闭口，于耳前颧骨下探求骨陷处，试令患者张口，穴闭处是	偏风口眼㖞斜、耳鸣、耳聋、痛痒出脓、失欠、牙关紧急或脱臼、齿痛	针3～5分灸3壮《铜人腧穴针灸图经》：禁灸
头维	S8	在额骨和顶骨的骨缝中，颞肌上缘帽状腱膜中，当额角入发际，本神穴旁1寸5分处	正坐或仰卧，从神庭穴旁开4寸5分处取之	头风疼痛如破、目痛如脱、泪出不明	针3分禁灸

以上头面部穴位，主治：头面、目、鼻、口、齿病

穴名	编号	部　位	取　穴	主　治	针灸法
人迎	S9	在胸锁乳突肌前缘与甲状软骨接触部，当颈动脉应手，喉结两旁1寸5分处	正坐仰面，或仰卧，靠胸锁乳突肌前缘，平结喉两旁，按取动脉应手处是穴	吐逆霍乱、胸满、喘不得息、咽喉壅肿、食不下	针3分禁灸
水突	S10	在甲状软骨下缘外方，胸锁乳突肌的前缘，当人迎穴下，气舍穴上，两穴之中点处	正坐仰面，或仰卧，在人迎穴与气舍穴之间，当胸锁乳突肌前缘取之	咳逆上气、咽喉壅肿、短气喘息不得卧	针3～5分灸3壮

穴名	编号	部 位	取 穴	主 治	针灸法
气舍	S11	在胸锁乳突肌的起始部,当人迎穴直下,挟天突穴1寸5分处	正坐或仰卧,在人迎穴直下,当锁骨的上缘与天突穴平齐处取之	咳逆上气、肩肿、项强不能回顾、喉痹咽哽、饮食不下、瘿瘤	针3~5分灸3~5壮
缺盆	S12	在锁骨上窝之中点,距中行4寸处	正坐或仰卧,在锁骨上窝之中央,当天突穴旁开4寸,或男子乳头直上处取之	喘急、息贲、咳嗽、胸满水肿、瘰疬寒热、缺盆中肿外溃、伤寒胸中热、喉痹汗出	针3~5分灸3~5壮
气户	S13	在锁骨下缘,胸大肌起始部,距中行4寸处,内部有肺	正坐或仰卧,当璇玑穴旁开4寸,或男子乳头直上靠锁骨下缘取之	咳逆上气、胸背痛、支满喘急不得息	针3~5分灸3壮
库房	S14	在第一肋间,胸大肌、胸小肌处,当气户穴下1寸6分陷中,内部有肺脏	正坐或仰卧,当华盖穴旁开4寸,或男子乳头直上第一肋间处取之	胸胁满、咳逆上气、呼吸不利、唾脓血浊沫	针3分灸3壮
屋翳	S15	在第二肋间,胸大肌、胸小肌处,当库房穴下1寸6分陷中,内部有肺脏	正坐或仰卧,当紫宫穴旁开4寸,或男子乳头直上第二肋间处取之	咳逆上气、唾脓血浊痰、身肿、皮肤痛、瘈疭不仁	针3分灸3壮
膺窗	S16	在第三肋间,胸大肌处,当屋翳穴下1寸6分陷中,内部有肺脏	正坐或仰卧,当玉堂穴旁开4寸,或男子乳头直上第三肋间处取之	胸满、短气不得卧、肠鸣注泄、乳痈寒热	针3分灸3壮
乳中	S17	在第四肋间,胸大肌处,当乳头中,内部有肺脏,左侧内有心脏	正坐或仰卧,于乳头之中央取之		禁针禁灸
乳根	S18	在第五肋间,胸大肌下部,当乳头下1寸6分处,内部有肺脏,右侧内部有肝脏	正坐或仰卧,当中庭穴旁开4寸,或男子乳头直下,第五肋间处取之	胸下满痛、臂痛、乳痈凄凄寒热、霍乱转筋、四肢厥逆	针3分灸3壮

以上颈胸部穴位,主治:喉、胸、肺疾患

穴名	编号	部 位	取 穴	主 治	针灸法
不容	S19	在腹直肌处,当幽门穴旁相去各1寸5分,右侧内部有肝脏	仰卧,在巨阙穴旁2寸,当肋骨下际取之	胸满疙癖、胸背肩胁引痛、心痛、唾血、喘咳、呕吐、痰癖、腹雷鸣、不嗜食、疝瘕	针5分 灸5壮
承满	S20	在腹直肌处,当不容穴下1寸,右侧内部有肝脏	仰卧,在上脘穴之旁2寸处取之	腹胀肠鸣、胁下坚痛、上气喘息、饮食不下、肩息、膈气唾血	针5分 灸5壮
梁门	S21	在腹直肌处,当承满穴下1寸,右侧深部当肝下缘,胃幽门部	仰卧,在中脘穴旁2寸处取之	胸胁积气、饮食不思、气块疼痛、大肠滑泄、完谷不化	针5分 灸3～7壮
关门	S22	在腹直肌处,当梁门穴下1寸,内部为横结肠	仰卧,在建里穴旁2寸处取之	积气胀满、肠鸣切痛、泄痢不食、挟脐急痛、疟疾振寒、遗溺	针5～10分 灸3～7壮
太乙	S23	在腹直肌处,当关门穴下1寸,内部为横结肠	仰卧,在下脘穴旁2寸处取之	心烦、癫狂吐舌	针5～10分 灸3～7壮
滑肉门	S24	在腹直肌处,当太乙穴下1寸,内部为小肠	仰卧,在水分穴旁2寸处取之	癫狂、呕逆吐血、重舌舌强	针5～10分 灸3～7壮
天枢	S25	在腹直肌处,当肓俞穴旁1寸5分挟脐各2寸,内部为小肠	仰卧,在脐之正中旁开2寸处取之	奔豚,泄泻,赤白痢,食不化,水肿,腹胀肠鸣,冷气绕脐切痛,烦满,呕吐霍乱,妇人癥瘕血结成块、漏下、月水不调、淋浊带下	针5～10分 灸3～7壮

以上上腹部穴位,主治:上腹及胃肠病

穴名	编号	部 位	取 穴	主 治	针灸法
外陵	S26	在腹直肌处,当天枢穴下1寸,内部为小肠	仰卧,在阴交穴旁2寸处取之	腹痛、心下如悬、下引脐痛	针5～10分 灸5～10壮
大巨	S27	在腹直肌处,当外陵穴下1寸,内部为小肠	仰卧,在石门穴旁2寸处取之	小腹胀满、烦渴、小便难、㿗疝、四肢不收、惊悸不眠	针5～10分 灸5～10壮

穴名	编号	部　　位	取　　穴	主　　治	针灸法
水道	S28	在腹直肌处,当大巨穴下1寸,内部为小肠	仰卧,在关元穴旁2寸处取之	三焦热结、大小便不利、疝气偏坠、小腹胀痛、腰腹痛、胞中有瘕、子门虚寒	针5～10分灸5～10壮
归来	S29	在腹直鞘前板、腹直肌外缘,当水道穴下1寸	仰卧,在中极穴旁2寸处取之	奔豚七疝、阴丸上缩入腹、妇人血脏积冷	针5～10分灸5～10壮
气冲	S30	在耻骨结节外上方,当归来穴下,鼠蹊上1寸处	仰卧,在曲骨穴旁2寸,腹股沟上1寸处取之	心腹胀满、逆气、奔豚、㿉疝、腹痛、阴肿茎痛、妇人月水不利	针5～7分《铜人腧穴针灸图经》:禁针灸3～7壮
以上下腹部穴位,主治:下腹、生育、小溲疾患及胃肠病						
髀关	S31	在股骨大转子的前下方,缝匠肌和阔筋膜张肌之间,当膝上伏兔穴后交纹中	仰卧,从气冲穴至伏兔穴作一连线,按取大转子的前下方,在直线上正当会阴穴平高处取之	腰痛、膝寒、足麻木不仁、黄疸、瘘痹、股内筋急、小腹引喉痛	针5～10分灸3壮《类经图翼》:禁灸
伏兔	S32	在股骨前外侧,股直肌的肌腹中,当膝上6寸起肉间	正坐,用力伸腿,从髌骨上缘上量6寸起肉处取之	脚气病、膝冷不得温、风痹、妇人诸疾	针5～10分禁灸
阴市	S33	在股直肌和股外侧肌之间,当膝上3寸伏兔穴下	正坐垂足,从髌骨上量3寸,当犊鼻和伏兔穴的连线上取之	腰膝寒、瘘痹不仁、不得屈伸、寒疝、小腹痛满、少气	针5～7分禁灸
梁丘	S34	在股直肌和股外侧肌之间,当膝上2寸处	正坐垂足,从髌骨上量2寸,当犊鼻和伏兔穴的连线上取之	膝痛、冷痹不仁、不可屈伸、足寒、大惊、乳肿痛	针5～7分灸3～7壮
犊鼻	S35	在髌韧带外缘,当膝下骭骨上外侧陷中	正坐垂足,在髌骨与胫骨结节外方,外膝眼陷中取之	膝痛不仁、难以屈伸、脚气	针3～5分灸3～7壮
以上膝上部穴位,主治:下肢膝股局部疾患						

穴名	编号	部 位	取 穴	主 治	针灸法
足三里	S36	在胫骨前肌、趾长伸肌之间,当膝下3寸骱骨外廉大筋内宛宛中	正坐垂足,从犊鼻穴下量3寸,距胫骨前缘约5分,当筋骨(胫骨前肌与胫骨前缘)之间取之	胃中寒、心腹胀痛、胃气不足、逆气上攻、肠鸣食不化、大便不通、腰痛膝弱、疝气、脏气虚惫、恶闻食臭	针5～10分 灸3～15壮
上巨虚	S37	在胫骨前肌中当足三里穴下3寸,两筋骨罅宛宛中	正坐垂足,在足三里穴下3寸,当足三里穴与下巨虚穴连线的中点	偏风、脚气病、腰腿手足不仁、足胫酸、骨髓冷疼、挟脐腹痛、肠切痛、肠痈、飧泄、喘息、腹胁支满	针5～10分 灸3～15壮
条口	S38	在胫骨前肌中,当上巨虚穴下2寸两筋骨罅中	正坐垂足,当犊鼻穴与解溪穴连线的中点取之	足膝麻木、寒酸肿痛、足下热、足缓不收、不能久立	针3～7分 灸3壮 《医学入门》:禁灸
下巨虚	S39	在胫骨前肌与趾长伸肌之间,当条口穴下1寸两筋骨罅中	正坐垂足,在三里穴与解溪穴连线上,条口穴下1寸取之	胃中热、肉脱、暴惊、狂言、喉痹、不嗜食、飧泄、疝气、偏风胫肿	针3～7分 灸3～7壮
丰隆	S40	在趾长伸肌外侧和腓骨短肌之间,当外踝上8寸骱骨外廉陷中	正坐垂足,在下腿之外侧,条口穴外方1寸处取之	胃热生痰、头痛面肿、喉痹、癫狂、胸痛如刺、大小便难、怠惰、腿膝酸痛、腹痛肢肿、足清寒湿	针3～7分 灸3～15壮

以上膝胫部穴位,主治:下肢膝骱局部病及胃肠病

穴名	编号	部 位	取 穴	主 治	针灸法
解溪	S41	在踇长伸肌肌腱和趾长伸肌肌腱之间,当冲阳穴后1寸5分跗上陷中	正坐垂足,从冲阳穴直上1寸5分,足跗关节前面,靠趾长伸肌肌腱和踇长伸肌肌腱陷中取之	风气面肿、头痛目眩、喘咳、腹胀、癫疾烦心、悲泣惊瘛、转筋霍乱、股膝胫肿、胃热	针3～5分 灸3～5壮
冲阳	S42	在足背高处第二、第三楔骨与第二、第三跖骨的关节部,趾长伸肌肌腱的外侧	正坐垂足,在足背最高部,当第二、第三跖骨之间,趾缝后5寸,动脉跳动处陷中取之	偏风面肿、口眼㖞斜、龋齿、伤寒发狂、振寒汗不出、足痿跗肿、腹坚大、不嗜食	针3分 《医学入门》:忌出血 灸3壮

穴名	编号	部　　位	取　　穴	主　　治	针灸法
陷谷	S43	在第二、第三趾的跖骨骨间腔中,第二、第三趾的趾长伸肌肌腱之间,当本节后陷中去内庭穴2寸之处	正坐垂足,去内庭穴上2寸,当第二、第三跖骨骨间缝中取之	面目水肿及水病、善噫、肠鸣腹痛、汗不出、振寒、痎疟、疝气、少腹痛	针3～5分灸3～5壮
内庭	S44	在第二、第三跖趾关节前,第二趾趾短伸肌肌腱的外侧,当第二趾外间陷中	正坐垂足,在第二、第三趾的趾缝缘后方5分处取之	四肢厥逆、腹满不得息、咽痛、口㖞、龋齿、鼻衄、瘾疹、赤白痢、疟不嗜食	针3～5分灸3～5壮
厉兑	S45	在足第二趾外侧爪廓之旁,去爪甲如韭叶	正坐踏足,在第二趾外侧爪甲角后方1分许处取之	尸厥口噤气绝、心腹满、水肿、热病汗不出、疟不嗜食、面肿喉痹、龋齿、鼻不利、多惊发狂	针1分灸3壮

以上足部穴位,主治:头面、鼻、目、口、齿、喉、足局部病以及脑病、胃肠病、发热病

　　本经脉长八尺,寄于戊土,多气多血,辰时(上午7～9时)注此,左右各四十五穴。

四、足太阴脾经循行分布及其病候

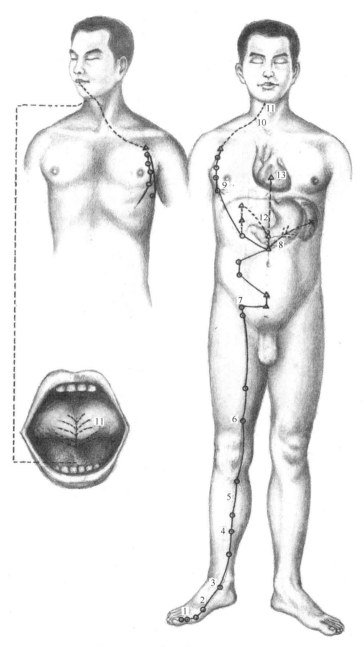

图 2-8　足太阴脾经循行示意图

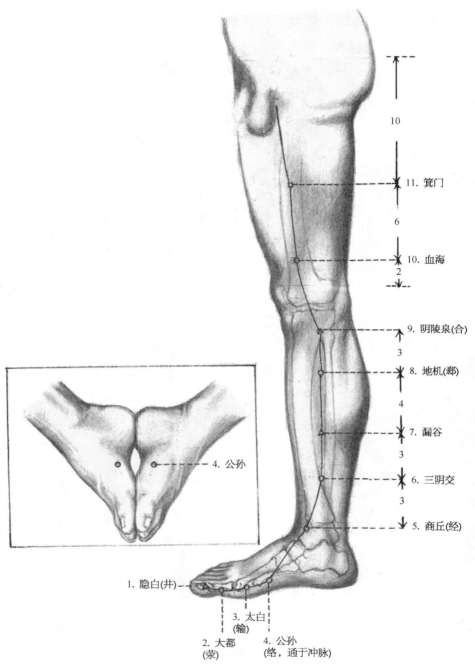

10

11. 箕门

6

10. 血海

2

9. 阴陵泉(合)

3

8. 地机(郄)

4

7. 漏谷

3

6. 三阴交

3

5. 商丘(经)

4. 公孙

1. 隐白(井)

3. 太白
(输)

2. 大都
(荥)

4. 公孙
(络，通于冲脉)

图 2-9 足太阴脾经(Sp)经穴图(一)

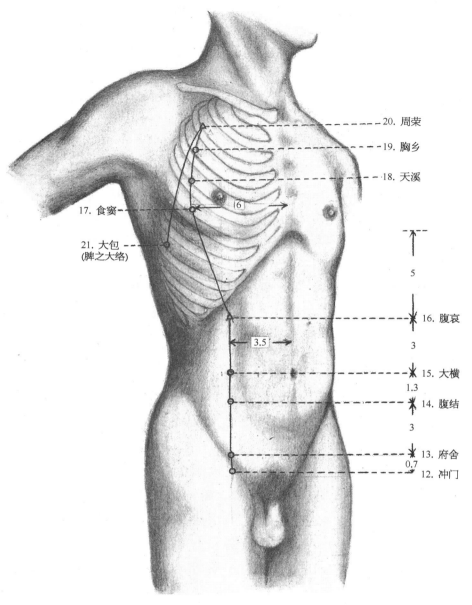

图 2 - 10　足太阴脾经(Sp)经穴图(二)

[循行分布]

① 本经自蹞趾内侧起始，和足阳明相接，过隐白穴，沿蹞趾内侧赤白肉际的大都穴；② 过核骨后太白穴，经公孙穴；③ 上至内踝前方的商丘穴，在三阴交穴处和足厥阴、少阴交会；④ 上小腿；⑤ 沿胫骨内侧后缘，自漏谷穴上行交贯出于足厥阴之前，经地机、阴陵泉穴；⑥ 上达膝内侧，过血海、箕门穴；⑦ 自股内侧上入腹部，经冲门穴（足太阴、厥阴之会）、府舍穴（足太阴、厥阴，阴维之会）折向任脉的中极、关元穴（均为任脉、足三阴之会），再出沿腹结、大横穴（足太阴、阴维之会），经任脉的下脘穴（足太阴、任脉之会）而回腹哀穴（足太阴、阴维之会）分为两支；⑧ 一支经足少阳的日月穴（足太阴、少阳，阳维之会）、足厥阴的期门穴（足太阴、厥阴，阴维之会），而折入下脘（足太阴、任脉之会）入属脾脏，联络胃腑；⑨ 另一支直上膈肌，过食窦、天溪、胸乡、周荣穴而折向下行，络出大包穴处，再从周荣穴上出于手太阴的中府穴（手足太阴之会）；⑩ 挟咽两旁；⑪ 连系舌根，散布舌下；⑫ 另有一支（就是从腹哀分出的第一支）从胃腑中脘穴处起行，别上膈肌；⑬ 注于任脉的膻中穴（足太阴、少阴，手太阳、少阳，任脉之会），入心脏和手少阴经相接。（本段中序号与图2-8中序号对应）

[病候解释]

当本经的脉气有所变动时，脾气营运不到舌下，舌根常现强硬。

经病连脏，则脾不输化，吃下去东西就会要呕吐，胃脘部常常疼痛，腹胀、嗳气。

如果解了大便或放出矢气后，郁气得以排泄，立刻就会感到舒快。

若脾虚而土德不彰，湿邪乘之，全身四肢会感觉十分沉重。

本经属于脾脏，故主脾。它所生的疾病：如脏病连经，则舌根部会发生疼痛，身体沉重到不能动摇，食物吃不下去，这些症状显然比前者更重。若受病的经脉在从胃发起注入心中的那段，也可有烦心、心痛等症状。

倘脾家虚寒，大便多见溏薄；脾气积滞，多患痢疾；脾虚土不能制水，水闭于内，则不能输化和排泄。本经经脉、脏腑郁热，土色外现，就是黄疸。脾气不运，水谷不化，胃不和，则患者不能安卧；如勉强患者站立，沿股膝内侧经脉所过处会发生肿而厥冷，蹞趾不能运用。

表 2-4　足太阴脾经(Sp)经穴表

穴名	编号	部　位	取　穴	主　治	针灸法
隐白	Sp1	在踇趾内侧爪甲廓之旁,去爪甲角如韭叶	正坐垂足,距踇趾内侧爪甲角约1分许处取之	腹满、呕吐、暴泄、衄血、尸厥足寒不得温、妇人月事过时不止	针1分 灸3壮 《医学入门》:禁灸
大都	Sp2	在踇趾内侧、当跖趾关节前方,外展踇肌止点陷中	正坐拱足,在踇趾内侧本节前赤白肉际陷中取之	热病汗不出、身重骨痛、伤寒手足厥冷、腹满呕吐、四肢肿痛	针1~3分 灸3~5壮
太白	Sp3	在足内侧第一跖骨小头的后下方陷中	正坐拱足,按取踇趾本节核骨后下方赤白肉际取之	身热烦满、腹胀食不化、呕吐、泻痢脓血、腰痛、大便难、气逆、霍乱、腹中切痛、肠鸣、膝股胫酸、转筋、身重骨痛	针3~7分 灸3~5壮
公孙	Sp4	在第一跖骨基底的前下缘外展踇肌中,当踇趾本节后1寸之处	正坐拱足,于足背最高点向内侧移按,当骨边陷中取之	寒疟不食、痛气好太息、多寒热、汗出喜呕、卒面肿、心烦多饮、水肿、腹胀如鼓、脾冷胃痛	针3~7分 灸3~5壮
商丘	Sp5	在内踝前下方与足舟骨结节之间,小腿十字韧带的下侧,当足内踝下微前陷中	正坐垂足,翘起踇趾,在足内踝前下方,当内踝骨与中封穴之间取之	胃脘痛、腹胀、肠鸣不便、脾虚令人不乐、身寒、气逆、舌强、痔气、黄疸、寒疟、体重节痛、嗜卧、骨疽、阴股内痛、狐疝引起小腹痛	针3~5分 灸3~5壮
三阴交	Sp6	在胫骨后缘,比目鱼肌和趾长屈肌之间,当足内踝上3寸陷者中	正坐垂足,在内踝中点上3寸胫骨后陷中取之	脾胃虚弱,心腹胀满,不思饮食,脾病身重,四肢不举,飧泄痢血,痃癖,脐下痛,中风,卒厥,膝内廉痛,足痿不行,妇人难产,月水不禁,赤白带下,疝气,小便不通,浑身水肿	针5~8分 孕妇禁针 灸5~10壮
漏谷	Sp7	在胫骨后缘与比目鱼肌中,当内踝上6寸陷中	正坐垂足,在胫骨后缘三阴交穴上3寸陷中取之	膝痹脚冷不仁、肠鸣腹胀、痃癖冷气、小腹痛、饮食不为肌肤、小便不利、失精	针5~8分 灸3壮 《医学入门》:禁灸

穴名	编号	部 位	取 穴	主 治	针灸法
地机	Sp8	在胫骨后缘与比目鱼肌之间，当膝下5寸内侧陷中	正坐垂足，在阴陵泉穴下3寸，当胫骨后缘处取之	腰痛不可俯仰、溏泄、腹胀、水肿不嗜食、精不足、小便不利、足痹痛、女子癥瘕	针5～8分灸3～7壮
阴陵泉	Sp9	在胫骨内髁下缘，比目鱼肌起点上方，与阳陵泉穴相对	正坐伸腿，在下腿内侧上部，胫骨内髁后下缘之凹陷部取之	腹中寒痛、胀满喘逆、小便不利、气淋、寒热、腰痛、霍乱、疝瘕、遗尿、泄泻、阴痛、足膝红肿	针5～8分灸3壮《医学入门》：禁灸
血海	Sp10	在股骨内上髁上方，股内侧肌下部，当膝膑上内廉2寸赤白肉际处	正坐垂足，以手按于膝上，拇指向内，指端是穴	女子崩中漏下、月事不调、带下、逆气腹胀、两腿疮痒、湿气瘾疹	针5～10分灸3～5壮
箕门	Sp11	在缝匠肌前缘，当血海穴上6寸阴股内动脉应手处	正坐，从膝盖内缘直上8寸处取之	小便不通、遗尿、鼠蹊肿痛	针3～5分《类经图翼》：禁刺灸5壮
以上下肢部穴位，主治：胃肠疾患为主，其次为生育、小溲疾患及下肢内侧局部病					
冲门	Sp12	在髂前上棘内下方，腹股沟韧带中点外侧上方，腹外斜肌腱膜及腹内斜肌下部，当府舍穴下横骨两端约纹动脉中	仰卧，从曲骨穴外开3寸5分，腹股沟外端的边缘处取之	中寒积聚、阴疝、妊娠胎气冲心	针5～10分灸3～7壮
府舍	Sp13	在腹股沟韧带上方外侧，腹外斜肌腱膜及腹内斜肌下部，当腹结穴下3寸去中行3.5寸（或4寸）处	仰卧，从大横穴直下4寸3分处取之	疝癖、腹胁满痛、上下抢心、积聚、痹痛、厥气霍乱	针5～10分灸3～7壮
腹结	Sp14	在腹内外斜肌及腹横肌肌部，当大横穴下1寸3分去中行3.5寸（或4寸）处	仰卧，从大横穴直下1寸3分处取之	咳逆、绕脐腹痛、中寒泻痢、心痛	针5～10分灸3～7壮

穴名	编号	部　　位	取　　穴	主　　治	针灸法
大横	Sp15	在腹内外斜肌及腹横肌肌部，挟脐旁开3.5寸（或4寸）处	仰卧，平脐旁开3.5寸（或4寸）处取之	大风逆气、四肢不举、多寒、善悲	针5～10分灸3～7壮
腹哀	Sp16	在腹内外斜肌及腹横肌肌部，当大横穴上3寸去中行3.5寸（或4寸）处	仰卧，当乳头直下，大横穴上3寸，建里穴旁3.5寸（或4寸）处取之	寒中食不化、大便脓血腹痛	针5分灸5壮《医学入门》：禁灸
以上腹部穴位，主治：胃肠疾患为主，小溲疾患次之						
食窦	Sp17	在第五肋间隙前锯肌中，当天溪穴下1寸6分陷中	仰卧，手外开，从中庭穴旁开6寸，在第五肋间陷中取之	胸胁支满、咳唾逆气、饮食不下、膈间有水声	针3分灸3壮
天溪	Sp18	在第四肋间隙胸大肌外下缘，当胸乡穴下1寸6分陷中	仰卧，手外开，从膻中穴旁开6寸，在第四肋间陷中取之	胸满喘逆、喉中作声、妇人乳头痛	针3分灸3壮
胸乡	Sp19	在第三肋间隙胸大肌、胸小肌的外缘，前锯肌第三肌齿下缘，当周荣穴下1寸6分陷中	仰卧，手外开，从玉堂穴旁开6寸，在第三肋间陷中取之	胸胁支满、引背痛、不得卧转侧	针3分灸3壮
周荣	Sp20	在第二肋间隙胸大肌中，当中府穴下1寸6分陷中	仰卧，手外开，从紫宫穴旁开6寸，在第二肋间陷中取之	胸满不得俯仰、咳逆、食不下	针3分灸3壮《医学入门》：禁灸
大包	Sp21	在第七肋间隙前锯肌中，当渊腋穴下3寸	侧卧举臂，在腋窝与第十一肋骨端连线的中点处取之	胸中喘痛、腹有大气不得息	针3分灸3壮
以上胸部穴位，主治：胸肺疾患						

　　本经脉长六尺五寸，多气少血，寄于己土，巳时（上午9～11时）注此，左右各二十一穴。

五、手少阴心经循行分布及其病候

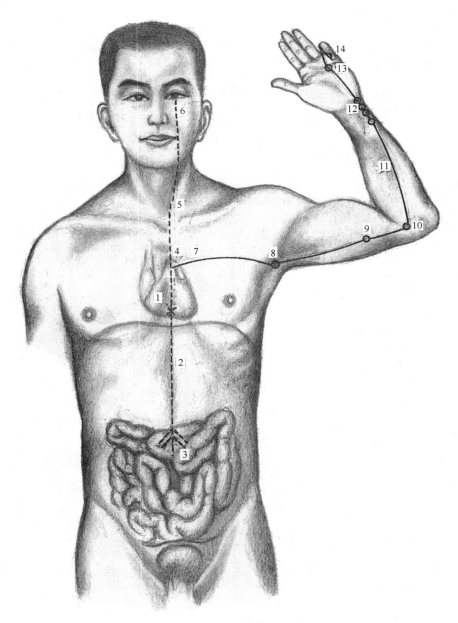

图 2-11　手少阴心经循行示意图

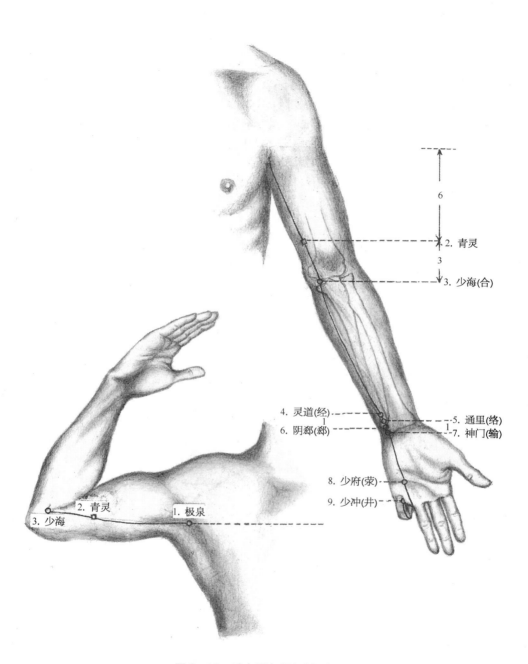

图 2-12 手少阴心经(H)经穴图

[循行分布]

① 本经自心脏内起始,和脾经入心的支脉相接,出行于附属心脏的脉络系统;② 下贯膈肌;③ 联络小肠;④ 其中分出的一支,从心脏的脉络系统起始;⑤ 上挟咽部;⑥ 入系眼球连脑处的脉络;⑦ 直行的一支,亦从心脏的脉络系统起始,上至肺脏;⑧ 横出腋下,到极泉穴;⑨ 下沿臂臑内侧后方,行于手太阴肺经和手厥阴心包经的后面,经青灵穴;⑩ 到肘内的少海穴;⑪ 沿前臂内侧后方,过灵道、通里穴;⑫ 到掌后内侧高骨处的阴郄、神门穴;⑬ 入掌内,经少府穴;⑭ 沿小指内侧出爪甲内角处的少冲穴,和手太阳小肠经相接。(本段中序号与图 2-11 中序号对应)

[病候解释]

当本经脉气有所变动,臂部经气厥逆上行,而致咽喉部的本经经脉壅滞不通,就会发生咽痛,心气太盛,火伤津液,就会口渴而要饮水。这些症状,叫作臂厥。

本经属于心脏,所以主心。它所生的疾病:因心不受邪,心伤则神去而死,故以外经病为主。经病的结果,沿经脉所过处眼珠发黄,胁肋疼痛,臑臂内侧后缘痛而厥冷,掌中发热灼痛。

表 2-5　手少阴心经(H)经穴表

穴名	编号	部位	取穴	主治	针灸法
极泉	H1	在胸大肌外下缘,肱二头肌短头之内侧缘,当腋窝中两筋间动脉应手处	侧卧举臂,从腋窝中两筋间动脉应手处取之	心胁满痛、肘臂厥寒、四肢不收、干呕、烦渴、目黄	针3分 灸3壮
青灵	H2	在肱二头肌内缘,当少海穴与极泉穴直线上肘上3寸处	正坐或仰卧,举臂向上,从肘尖上3寸处取之	头痛、目黄、振寒胁痛、肩臂不举	禁针 灸5壮
少海	H3	在肱二头肌肌腱内方肱前肌停止部,肱骨内上踝的前面,当肘内廉节后陷中,去肘端5分处	正坐或仰卧,屈肘,举臂向上,从肘内廉去肘端5分处取之	寒热齿痛、目眩发狂、癫痫呕吐涎沫、项强头风疼痛、气逆瘰疬、肘臂腋胁痛挛不举	针5分 灸3~5壮

54

穴名	编号	部　位	取　穴	主　治	针灸法
灵道	H4	在尺侧腕屈肌腱的桡侧，正当臂内廉腕后1寸5分处	屈肘仰掌，在腕后横纹上1寸5分大筋外桡侧取之	心痛悲恐、干呕、瘛疭、肘挛、暴瘖不能言	针3～5分灸3～5壮
通里	H5	在尺侧腕屈肌腱的桡侧，当掌后1寸陷中	屈肘仰掌，在腕后横纹上1寸处，当大筋之外侧取之	热病头痛目眩、面热无汗、心悸懊侬、喉痹苦呕、少气遗溺、妇人月经过多、暴瘖	针3～5分灸3～5壮
阴郄	H6	在尺侧腕屈肌腱的桡侧，当掌后5分陷中	屈肘仰掌，在通里穴下量5分大筋外侧取之	鼻衄、吐血、失音不能言、霍乱胸中满、恶寒、厥逆、惊恐、心痛	针3分灸3～5壮
神门	H7	在尺侧腕屈肌腱的桡侧，当掌后锐骨之端陷中	屈肘仰掌，在掌后豆骨与尺骨相接处大筋外侧转手陷中取之	疟疾心烦欲得冷饮、咽干不嗜食、惊悸、心痛、少气、身热面赤、发狂、上气、吐血、遗溺、失音、健忘、心积伏梁、五痫、手臂挛掣	针2～3分灸3～5壮
少府	H8	在第四、第五掌骨之间，当掌内手小指本节后骨缝陷中	屈肘仰掌，手指屈向掌中，小指与环指指尖尽处取之，与劳宫穴横平	痎疟振寒、烦满少气、胸中痛、悲恐畏人、臂酸肘腋挛急、阴挺、阴痒、阴痛、遗尿、偏坠、小便不利	针3～5分灸3～5壮
少冲	H9	在小指爪廓的桡侧，去爪甲角如韭叶	俯掌，在小指内侧爪甲角旁1分许取之	热病烦满上气、心火炎上赤眼、血少、呕吐血沫、心痛冷痰、悲恐善惊、口热、胸胁痛、臑臂内后廉痛	针1分灸3壮

以上穴位，主治：胸心病、神志病、发热病及上肢局部病

本经脉长三尺五寸，少血多气，寄于丁火，午时（中午11～13时）注此，左右各九穴。

六、手太阳小肠经循行分布及其病候

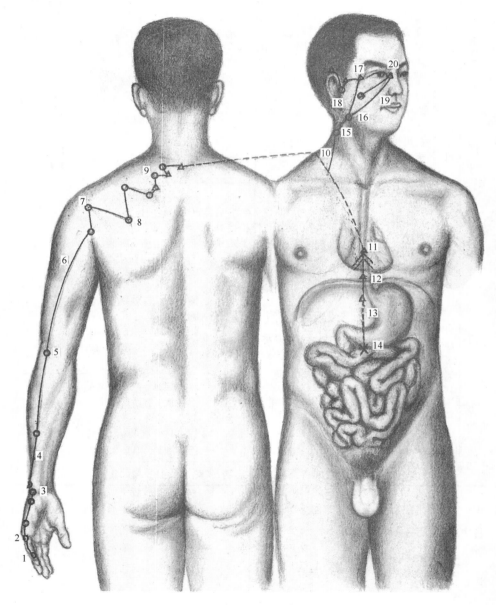

图 2‑13 手太阳小肠经循行示意图

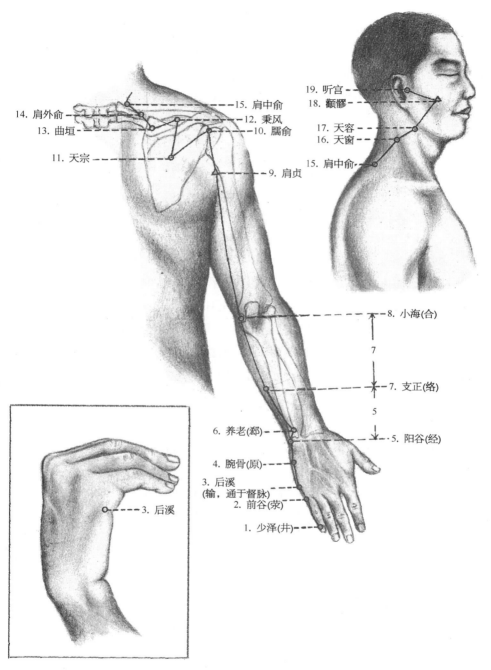

14. 肩外俞
13. 曲垣
11. 天宗
15. 肩中俞
12. 秉风
10. 臑俞
9. 肩贞

19. 听宫
18. 颧髎
17. 天容
16. 天窗
15. 肩中俞

8. 小海(合)
7
7. 支正(络)
5
5. 阳谷(经)
6. 养老(郄)
4. 腕骨(原)
3. 后溪
(输，通于督脉)
2. 前谷(荥)
1. 少泽(井)

3. 后溪

图 2-14 手太阳小肠经(SI)经穴图

[循行分布]

① 本经起于小指外侧端的少泽穴,和手少阴心经相接;② 沿手外侧,过前谷、后溪穴,上腕部,历腕骨、阳谷穴;③ 出行到腕后锐骨处的养老穴;④ 直行沿前臂骨的下方,上过支正穴;⑤ 到肘内侧两骨髁之间的小海穴;⑥ 沿臂臑外侧后方;⑦ 出肩后骨缝处的肩贞穴,过臑俞穴(手太阳、阳维、阳跷之会);⑧ 绕行肩胛骨,历天宗、秉风穴(手阳明、太阳,手足少阳之会)、曲垣穴,至足太阳的附分穴(手足太阳之会);⑨ 再过本经的肩外俞穴,至足太阳的大杼穴(手足太阳、少阳之会),折回肩中俞穴而至督脉的大椎穴(督脉、手足三阳之会);⑩ 前行入于缺盆;⑪ 联络心脏于任脉的膻中穴处(任脉,足少阴、太阴,手少阳、太阳之会);⑫ 沿食管下穿膈肌;⑬ 到胃腑和任脉相会于上脘(任脉、手太阳、足阳明之会)、中脘(手太阳、少阳,足阳明,任脉之会)穴;⑭ 在脐上 1 寸处入属小肠;⑮ 另有一支,从缺盆沿颈过天窗、天容穴;⑯ 上颊部;⑰ 到目外眦处足少阳的瞳子髎穴(手足少阳、手太阳之会);⑱ 退经手少阳的耳和髎穴(手足少阳、手太阳之会),经听宫穴(手足少阳、手太阳之会)而入耳中,折至耳上角手少阳的角孙穴(手足少阳、手太阳之会);⑲ 另一支脉,从颊部上行,经过眼眶下,到鼻部;⑳ 抵目内眦,到足太阳的睛明穴(手足太阳、足阳明、阴阳二跷之会)和足太阳经相接,而斜行到颧髎穴(手少阳、太阳之会)。(本段中序号与图 2-13 中序号对应)

[病候解释]

当本经的经气有所变动,壅滞不通时,就会在经脉所过处的咽部感觉疼痛,颔部发肿,颈不可以左右转侧,肩部如被人拔折一样,臑部好像折断似的剧痛。

本腑小肠,有消化水谷之精微,泌别清浊的作用,所以本经主液。它所生的疾病:若经脉受累,就会出现耳聋,眼珠发黄,颊肿,沿颈部、颔部、肩、臑、肘、臂外侧后缘部等处凡经脉所过者都觉疼痛。

表 2-6 手太阳小肠经(SI)经穴表

穴名	编号	部　　位	取　　穴	主　　治	针灸法
少泽	SI1	在小指爪廓之尺侧去爪甲角 1 分	俯掌,从小指端外侧去爪甲角 1 分许处取之	寒热汗不出、喉痹、心烦、项痛、目翳、妇人无乳	针 1 分灸 3 壮

穴名	编号	部　　位	取　　穴	主　　治	针灸法
前谷	SI2	在第五指骨第一节基底的前方尺侧，即当手小指外侧本节前陷中	令患者握拳，在小指外侧本节前横纹端赤白肉际取之	热病汗不出、疟疾、癫疾、耳鸣、喉痹、颈肿、咳嗽、目翳、产后无乳	针2～3分灸3～5壮
后溪	SI3	在第五掌骨小头后方之尺侧，外展小指肌起点外缘，当手小指外侧本节后陷中	令患者仰手握拳，在手小指外侧本节后拳尖上陷中取之	疟疾寒热、目翳、鼻衄、耳聋、胸满项强、癫痫、臂肘挛急、五指尽痛	针3～5分灸3～5壮
腕骨	SI4	在第五掌骨基底后端与三角骨之间，外展小指肌起点外下缘，当手外侧腕前骨下陷中	正坐伸臂，在掌后外侧腕高骨前陷中取之	热病汗不出、胁下痛、黄疸、颈肿、耳鸣、目翳、偏枯瘛疭、肩背冷痛	针3～5分灸3～7壮
阳谷	SI5	在尺骨茎突与三角骨之间，尺侧腕伸肌腱的尺侧缘，当手外侧腕中兑骨下陷中	正坐伸臂，自腕骨直上，髁骨外侧前廉陷中取之	癫疾发狂、热病汗不出、胁痛颈肿、耳聋、耳鸣、齿痛、臂不举、小儿瘛疭舌强	针3～5分灸3～7壮
养老	SI6	在尺骨小头上方，尺侧腕伸肌腱和伸小指固有肌腱之间，当手髁骨上孔际	正坐屈肘，手掌朝面，向外方旋转，在手髁骨上现有孔陷处取之	目视不明、肩臂酸痛、肘外廉痛	针3分灸3～5壮
支正	SI7	在尺骨背面，尺侧腕伸肌的尺侧缘，当腕后外廉5寸处	正坐伸臂，从腕骨穴后直对小海穴上量5寸处取之	癫狂、颈肿、头痛目眩、腰背酸、四肢乏弱、肘臂手指痛	针3～5分灸3～5壮
小海	SI8	在肱骨内上髁和尺骨鹰嘴突的中间，当肘内大骨外去肘端5分陷中	正坐屈肘，当肘内侧两骨罅中，以指捺压其处有酸麻感放散至小指部，即是穴点所在处	肘臂肩臑颈项痛、寒热齿根肿、风眩、小腹痛、五痫瘛疭	针3分灸3～5壮

以上手臂部穴位，主治：头、项、目、耳、鼻、喉病等，兼主脑病、发热病及手臂外后廉局部病

穴名	编号	部　　位	取　　穴	主　　治	针灸法
肩贞	SI9	在肩关节后下方，肩胛骨外侧缘，三角肌后缘，当肩曲胛上廉陷中	正坐或俯卧，将肩臂紧靠胁部，在腋后缝尖上1寸处取之	伤寒寒热、颌肿瘰疬、耳鸣、耳聋、缺盆肩中热痛、风痹手不举	针5～10分灸3～7壮《医学入门》：禁灸
臑俞	SI10	在肩胛骨关节窝后方的三角肌中，挟肩髎穴后，大骨下胛上廉陷中	正坐俯伏，或伏卧，从肩峰突起下按，当肩髎穴后肩贞穴直上骨下陷中取之	臂酸无力、肩痛引胛、寒热气肿	针5～10分灸3～7壮
天宗	SI11	在冈下窝中央冈下肌中，当秉风穴后大骨下陷中	正坐俯伏，在肩胛骨中央，当棘之下际，平第五胸椎棘突处取之	肩臂酸痛、肘外后廉痛、颊颌肿	针5分灸3～7壮
秉风	SI12	在肩胛冈上缘中央，挟天髎穴外，直对天宗穴	正坐俯伏，按取肩胛骨中央的上缘，下与天宗穴直对，举臂有空处取之	肩痛不可举	针5分灸3～7壮
曲垣	SI13	在肩胛冈上缘，斜方肌和冈上肌中，当肩中央曲胛陷中	正坐，在第二胸椎棘突与肱骨大粗隆的中央，当肩井穴和天髎穴的后方，肩胛棘上际取之	肩臂热痛拘急、周痹	针5分灸3～7壮
肩外俞	SI14	在肩胛骨内侧角边缘，当肩胛上廉去脊3寸陷中	正坐俯头，从陶道穴旁3寸处取之	肩胛痛、发寒热、引项挛急、周痹寒至肘	针5分灸3～7壮
肩中俞	SI15	在第一胸椎横突端，当肩胛内廉去脊2寸陷中	正坐俯头，从大椎穴旁2寸处取之	咳嗽上气、唾血寒热、目视不明	针5分灸3～7壮
以上肩胛部穴位，主治：肩胛病					
天窗	SI16	在胸锁乳突肌后缘，当耳下扶突穴后动脉应手处陷中	正坐，取人迎到结喉的三分之二长度，自扶突穴后量，尽处是穴	颈瘿肿痛、肩项不得回顾、颊肿齿噤、耳聋、喉痛、暴痦	针3～5分灸3壮

穴名	编号	部　　位	取　　穴	主　　治	针灸法
天容	SI17	在胸锁乳突肌停止部前缘,二腹肌后腹的下缘,当耳下曲颊后	正坐,在耳垂下,下颌角之后,当胸锁乳突肌之前取之	瘿气、颈痛、齿噤、耳鸣、寒热胸满、耳聋、喉痹咽中如梗、呕逆吐沫	针3~5分灸3壮

以上颈部穴位,主治:咽喉及耳病

穴名	编号	部　　位	取　　穴	主　　治	针灸法
颧髎	SI18	在颧骨下颌突的后下缘稍后,嚼肌的起始部,当面颀骨下廉陷中	正坐,外眦角直下,当颧骨下缘处取之	口喎、面赤、目黄、眼睑不止、颊肿齿痛	针3分禁灸
听宫	SI19	在耳珠前缘,下颌小头后缘	正坐或侧卧,在耳珠下前方陷中,按压时耳内作响者是穴	失音、癫疾、心腹满、耳内蝉鸣、耳聋	针3~5分灸3壮

以上面部穴位,主治:口齿、耳病

　　本经脉长五尺,多血少气,寄于丙火,未时(午后13~15时)注此,左右各十九穴。

七、足太阳膀胱经循行分布及其病候

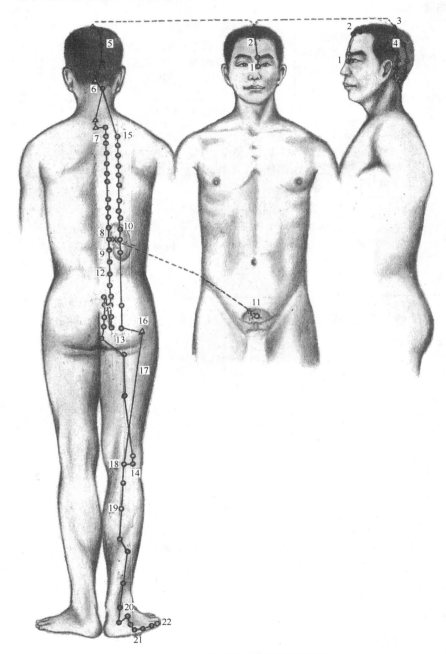

图 2 - 15　足太阳膀胱经循行示意图

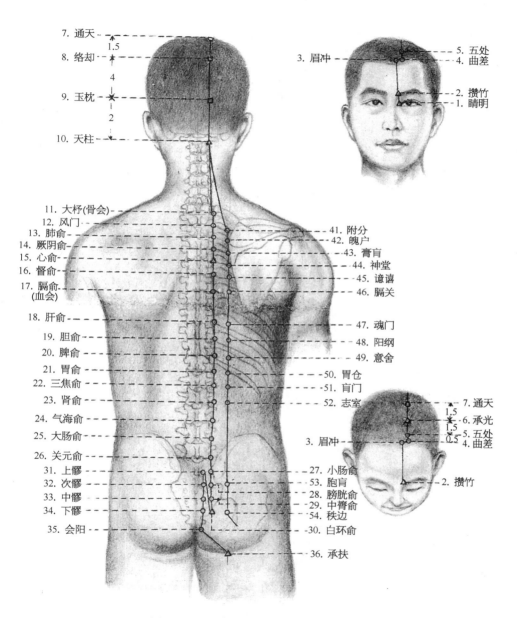

图 2－16　足太阳膀胱经(B)经穴图(一)

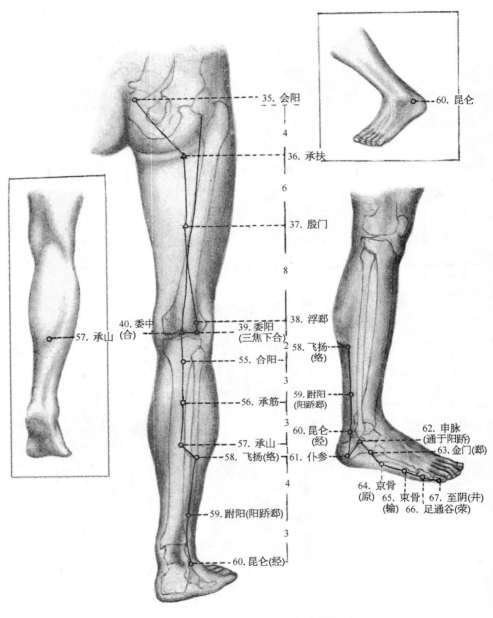

35. 会阳

60. 昆仑

4

36. 承扶

6

37. 殷门

8

40. 委中(合)

39. 委阳(三焦下合)

38. 浮郄

57. 承山

55. 合阳

2

58. 飞扬(络)

3

59. 跗阳(阳跷郄)

56. 承筋

3

60. 昆仑(经)

62. 申脉(通于阳跷)

57. 承山

63. 金门(郄)

58. 飞扬(络)

61. 仆参

4

64. 京骨(原)

65. 束骨(输)

67. 至阴(井)

66. 足通谷(荥)

59. 跗阳(阳跷郄)

3

60. 昆仑(经)

图 2－17　足太阳膀胱经(B)经穴图(二)

[循行分布]

① 本经起于目内眦的睛明穴（手足太阳、足阳明、阴阳二跷之会），经过攒竹穴；② 到督脉的神庭穴（足太阳、督脉之会），折回眉冲穴，经曲差、五处、承光、通天等穴；③ 上至巅顶，左右相交于督脉的百会穴（督脉、足太阳之会）；④ 其中一条支脉，从巅顶至耳上角，过足少阳的曲鬓、率谷、天冲、浮白（均为足少阳、太阳之会）、头窍阴穴（手足少阳、足太阳之会）而至完骨穴（足少阳、太阳之会）；⑤ 直行的经脉，从巅顶处通天穴后行，历络却、玉枕穴，在督脉的脑户穴处（督脉、足太阳之会）入络于脑；⑥ 再出来经督脉的风府穴（足太阳、督脉、阳维之会），别行到项部，经天柱穴而下至督脉的大椎穴和手足诸阳经相会，再过督脉的陶道穴（督脉、足太阳之会），折回本经；⑦ 沿肩膊内侧，挟脊两旁，历大杼（手足太阳、少阳之会）、风门（督脉、足太阳之会）、肺俞、厥阴俞、心俞、督俞、膈俞、肝俞、胆俞、脾俞、胃俞穴；⑧ 而到腰中三焦俞穴；⑨ 进入膂肉；⑩ 于肾俞穴处入络肾脏；⑪ 下属膀胱；⑫ 其中一条支脉，从腰中下行，挟脊两旁经气海俞、大肠俞、关元俞、小肠俞、膀胱俞、中膂俞、白环俞穴而为背部的第二行俞穴；⑬ 再过上髎、次髎、中髎（足厥阴、少阳之所结会）、下髎、会阳等穴，贯穿臀部，过承扶、殷门穴；⑭ 入腘中的浮郄、委阳、委中穴；⑮ 另一支脉，自天柱穴下行，从膊内侧左右，通过肩胛，沿脊柱两旁3寸处，经附分穴（手足太阳之会），历魄户、膏肓、神堂、譩譆、膈关、魂门、阳纲、意舍、胃仓、肓门、志室、胞肓、秩边等穴；⑯ 经过髀枢，和足少阳经交会在环跳穴（足太阳、少阳之会）；⑰ 下沿股外侧的后缘；⑱ 到膝腘部和前面的那支合于委中穴；⑲ 下行经合阳穴，贯穿腿肚，过承筋、承山、飞扬穴，而至跗阳穴（阳跷之郄）和阳跷脉相交；⑳ 下行到外踝后的昆仑穴，经仆参穴（足太阳、阳维之会），而上到外踝下的申脉穴（阳跷脉脉气之所发），过金门穴（阳维脉脉气之所发）；㉑ 沿京骨、束骨、足通谷穴；㉒ 到小趾外侧端的至阴穴，和足少阴经相接。
（本段中序号与图2-15中序号对应）

[病候解释]

当本经的经气发生变动时，自外踝逆经厥上，阻塞了经气的流通，可见气冲头顶而作痛，眼珠如要脱出来似的疼痛，项部如拔折一样，脊柱痛，腰部如折断样疼痛且不能转侧，股关节不能屈伸，膝腘窝如被绳索扎结，僵硬而运动不利，小腿肚如撕裂疼痛，这叫"踝厥"。

足太阳经，《内经》中称巨阳，而主诸阳之气。阳气者，柔则养筋，所以本经主筋。它所生的疾病：若经脉受病,可生痔疾;邪在太阳,可发疟疾;邪入阳分,以致为狂、为癫。或循经脉所过,头项部痛,眼珠发黄,流泪,流清涕,出鼻血,项、背、腰、尻、腘、踹、足都疼痛,足小趾不能运用。

表2-7　足太阳膀胱经(B)经穴表

穴名	编号	部　位	取　穴	主　治	针灸法
睛明	B1	在目内眦,当眶内缘睑内侧韧带偏上方	正坐或仰卧,闭目,在内眦边缘去眦角约1分许稍上方凹陷处取之	目痛眦痒、视物不明、迎风流泪、胬肉攀睛、白翳障目、头风目眩	针3~5分禁灸《针灸甲乙经》:灸3壮
攒竹	B2	在目眶上缘偏内方,额肌及皱眉肌部,当眉头陷中	正坐或仰卧,在眉端骨陷中取之	目视䀮䀮、泪出目眩、眼中赤痛、眼睑瞤动、前额头痛	针3~5分禁灸《针灸甲乙经》:灸3壮
眉冲	B3	在额肌部,当眉头直上,神庭穴与曲差穴之间	正头,从攒竹穴直上入发际5分许,神庭穴旁取之	巅顶头痛、鼻流臭涕、衄血不止、身心烦热、视物不明	针1~3分灸3壮
曲差	B4	在额肌部,当神庭穴旁1寸5分入发际处	正头,从神庭穴旁开1寸5分,入发际5分处取之	头痛鼻塞、衄血不止、目视不明	针3分灸3壮
五处	B5	在额肌部,当曲差穴后5分,挟上星穴旁1寸5分处	正头,入发际1寸,上星穴旁开1寸5分处取之	头痛眩晕、视物不明、脊强反折、瘛疭癫疾	针3分灸3壮
承光	B6	在帽状腱膜中,当五处穴后1寸5分处	正头,在前发际后2寸5分,督脉中线旁开1寸5分处取之	头风目眩、鼻塞不利、心烦呕吐、目翳口喝、远视无睹	针3分禁灸
通天	B7	在帽状腱膜中,当承光穴后1寸5分处	正头,在前发际后4寸,督脉中线旁开1寸5分处取之	头晕目眩、鼻塞衄血、青盲内障、偏风口喝、瘛疭癫疾,头重耳鸣	针3分灸3壮
络却	B8	在额肌停止处,当通天穴后1寸5分处	正头,在督脉中线旁开1寸5分,当前发际后5寸5分处取之	头晕目眩、鼻塞耳鸣、青盲内障、偏风口喝、瘿瘤颈肿	针3分《类经图翼》:禁刺灸3壮

穴名	编号	部　位	取　穴	主　治	针灸法
玉枕	B9	在枕骨部,枕外隆凸外侧稍上方,络却穴后4寸处	正头,在督脉中线旁开1寸3分,后发际上2寸5分处取之	头项强痛、目痛如脱、不能远视、脑风鼻塞	针3分《类经图翼》:禁刺灸3壮
天柱	B10	在斜方肌起始部,项后发际大筋外廉陷中	俯头,在哑门穴旁开1寸3分,入发际5分处取之	眩晕脑痛、鼻塞泪出、项强肩痛、足不任身、目瞑羞明	针3～5分禁灸
以上头项部穴位,主治:头、项、眼、鼻、脑疾患					
大杼	B11	在第一胸椎下两旁各1寸5分陷中,第一、第二肋骨之间	正坐俯头,从第一胸椎棘突下旁开1寸5分处取之	伤寒汗不出、腰背强痛、喉痹烦满、痎疟头痛、咳嗽身热、癫疾瘈疭	针3～5分灸5壮
风门	B12	在第二胸椎下两旁各1寸5分处,第二、第三肋骨之间	正坐曲背,在第二胸椎棘突下旁开1寸5分处取之	伤寒身热、头痛项强、胸中烦热、呕逆上气、喘息不得卧、痈疽发背	针3～5分灸5壮
肺俞	B13	在第三胸椎下两旁各1寸5分处,第三、第四肋骨之间	正坐曲背,在第三胸椎棘突下旁开1寸5分处取之	虚劳骨蒸、肺痿咳嗽、肺痿上气、喘逆满闷、热病烦心、背偻如龟	针3～5分灸3～7壮
厥阴俞	B14	在第四胸椎下两旁各1寸5分处,第四、第五肋骨之间	正坐曲背或俯卧,在第四胸椎棘突下旁开1寸5分处取之	咳嗽胸痛、心痛烦满、上逆呕吐、牙齿疼痛	针3～5分灸3～7壮
心俞	B15	在第五胸椎下两旁各1寸5分处,第五、第六肋骨之间	正坐曲背或俯卧,在第五胸椎棘突下旁开各1寸5分处取之	惊悸怔忡、心气闷乱、烦满恍惚、半身不遂、中风偏枯、呃逆噎膈、失眠健忘、呕吐咯血	针3～5分禁灸《外台秘要》:灸3壮
督俞	B16	在第六胸椎下两旁各1寸5分处,第六、第七肋骨之间	正坐曲背或俯卧,在第六胸椎棘突下旁开各1寸5分处取之	心痛气逆、腰背强痛、肠鸣腹痛	针3～5分灸5壮

穴名	编号	部　位	取　穴	主　治	针灸法
膈俞	B17	在第七胸椎下两旁各 1 寸 5 分处，第七、第八肋骨之间	正坐曲背或俯卧，在第七胸椎棘突下旁开各 1 寸 5 分处取之	心痛气逆、胸胁胀满、痃癖五积、气块血块、噎膈反胃、一切血症、热病无汗、骨蒸潮热	针 3～5 分灸 5 壮
以上 1～7 椎旁穴位，主治：胸、心、肺疾患为主，胃肠病次之					
肝俞	B18	在第九胸椎下两旁各 1 寸 5 分处，第九、第十肋骨之间	正坐曲背或俯卧，在第九胸椎棘突下旁开各 1 寸 5 分处取之	气短咳血、性急多怒、胸胁满痛、黄疸发热、头晕目眩、一切眼疾、脊强反折、筋急拘挛	针 3～5 分灸 3～7 壮
胆俞	B19	在第十胸椎下两旁各 1 寸 5 分处，第十、第十一肋骨之间	正坐曲背或俯卧，在第十胸椎棘突下旁开各 1 寸 5 分处取之	头痛振寒、胁痛黄疸、腋下肿痛、口苦目黄、反胃纳呆、心腹胀满、呕吐泛酸、骨蒸劳热	针 3～5 分灸 3～7 壮
脾俞	B20	在第十一胸椎下两旁各 1 寸 5 分，第十一、第十二肋骨之间	正坐曲背或俯卧，在第十一胸椎棘突下旁开各 1 寸 5 分处取之	痃癖积聚、胁下满痛、疟疾寒热、饮食不化、身日消瘦、体倦嗜卧、泄痢、善欠、肢重不收	针 3～5 分灸 3～7 壮
胃俞	B21	在第十二胸椎下，旁开各 1 寸 5 分处	正坐曲背或俯卧，在第十二胸椎棘突下旁开各 1 寸 5 分处取之	胃寒吐逆、霍乱反胃、腹胀肠鸣、痢下赤白、纳呆食滞、小儿食少、肤肌羸瘦、脊背挛痛	针 5～7 分灸 3～7 壮
三焦俞	B22	在第一腰椎下的外侧，当第十三椎下两旁各 1 寸 5 分处	正坐伏案或俯卧，在第一腰椎棘突下旁开各 1 寸 5 分处取之	伤寒身热、头痛吐逆、脏腑积聚、饮食不化、膈塞不通、腹痛下痢、腰脊强痛、腹胀肠鸣	针 5～7 分灸 3～7 壮
以上 9～13 椎旁穴位，主治：胃肠疾患为主，胸肺疾患为次					

穴名	编号	部　位	取　穴	主　治	针灸法
肾俞	B23	在第二腰椎下的外侧，当第十四椎下两旁各1寸5分处	俯卧或正坐伏案，在第二腰椎棘突下旁开各1寸5分处取之	虚劳羸瘦、面目黄黑、肾虚耳鸣、水脏久冷、腰脊酸楚、梦遗滑精、脚软膝痛、赤白带下、月事不调、小溲短赤、遗溺床褥、洞泄足寒	针5～10分灸5～15壮
气海俞	B24	在第三腰椎下的外侧，当第十五椎下两旁各1寸5分处	俯卧，在第三腰椎棘突下旁开各1寸5分处取之	腰痛难以俯仰、痔疮漏血	针7～10分灸3～7壮
大肠俞	B25	在第四腰椎下的外侧，当第十六椎下两旁各1寸5分处	俯卧，在第四腰椎棘突下旁开各1寸5分处取之	腰痛脊强、肠澼泻痢、二便不利	针7～10分灸3～7壮
关元俞	B26	在第五腰椎下的外侧，当十七椎下两旁各1寸5分处	俯卧，从第五腰椎棘突下旁开1寸5分处取之	泄利虚胀、腰痛溺难、积聚癥瘕	针7～10分灸3～7壮
小肠俞	B27	在第一骶椎下的外侧，当十八椎下两旁各1寸5分处	俯卧，从第一骶椎棘突下旁开1寸5分处取之	泻痢脓血、五痔疼痛、小腹胀满、心烦气短、溲赤不利、淋沥遗尿、津液不足、下肢肿胀	针5～7分灸3～7壮
膀胱俞	B28	在第二骶椎下的外侧，当十九椎下两旁各1寸5分处	俯卧，从第二骶椎棘突下旁开1寸5分处取之	小便赤涩、遗尿泄痢、腰痛阴疮、下肢无力、女子癥瘕	针5～7分灸3～7壮
中膂俞	B29	在第三骶椎下的外侧，当二十椎下两旁各1寸5分处	俯卧，从第三骶椎棘突下旁开1寸5分处取之	肾虚消渴、腰脊强痛、泄痢赤白、小腹胀痛	针5～7分灸3～7壮
白环俞	B30	在骶骨裂孔的外侧，当二十一椎下两旁各1寸5分处	俯卧，从第四骶椎棘突下旁开1寸5分处取之	腰脊疼痛、二便不利、筋痹挛缩、手足不仁、疝痛瘟疟、遗精梦泄	针5～7分灸3～7壮
上髎	B31	在骶骨部腰背肌膜及骶棘肌中，当第一骶骨孔中	俯卧，按取第一骶椎下，左右两孔中，与小肠俞相平处取之	腰膝冷痛、二便不利、月事不调、经来腹痛、赤白带下、阴中痒痛	针5～10分灸7～15壮

穴名	编号	部　位	取　穴	主　治	针灸法
次髎	B32	在骶骨部腰背肌膜中,骶棘肌起始部,当第二骶骨孔中	俯卧,按取第二骶椎下,左右两孔中,与膀胱俞相平处取之	腰痛足寒、小便淋沥、大便不畅、疝痛下坠、赤白带下、阴中痒痛	针5~10分灸7~15壮
中髎	B33	在骶骨部腰背肌膜中,正当第三骶骨孔中	俯卧,按取第三骶椎下,左右两孔中,与中膂俞相平处取之	五劳七伤、二便不利、腹胀飧泄、妇人不育、赤白带下、月事不调	针5~10分灸7~15壮
下髎	B34	在骶骨部腰背肌膜中,正当第四骶骨孔中	俯卧,按取第四骶椎下,左右两孔中,与白环俞相平处取之	肠鸣泄泻、二便不利、淋浊不禁、少腹急痛、尾骶骨痛	针5~8分灸7~15壮
会阳	B35	在尾骨下端之两侧,臀大肌起始部	俯卧或跪状,按取尾闾骨,在尾骨下端之两侧向上约5分处取之	尾闾骨痛、小便不利,久痔肛裂、脱肛下坠	针5~8分灸7~15壮

以上十四椎至尾椎区穴位,主治:前后二阴病及肠疾患

承扶	B36	在臀大肌下缘,当臀横纹中	俯卧,在臀横纹中央取之	腰腿牵痛、二便不利、久痔肛痛	针8~15分灸3壮《医学入门》:禁灸
殷门	B37	在大腿后侧中央,股二头肌与半腱肌之间,承扶穴下6寸处	直立或俯卧,在承扶穴下6寸处取之	腰腿引痛、腰痛不利、不得俯仰、恶血流注股肿	针8~15分灸3壮《医学入门》:禁灸
浮郄	B38	在股骨外上髁后方,股二头肌内侧,当委阳穴上1寸处	屈膝,按取腘外两筋间的委阳穴,由委阳穴上1寸处取之	霍乱转筋、髀枢不仁、大便秘结、热结膀胱	针5~7分灸3壮
委阳	B39	在股二头肌内侧,当腘窝外两筋之间	屈膝,按腘窝外侧两筋间取之	腿股酸痛、足寒不仁、小便淋沥、癃闭不通	针5~7分灸3壮
委中	B40	在腘窝中央,两筋间约纹中动脉应手处	正坐垂足,在腘横纹中央取之	疠风、疟先寒后热汗出难已、霍乱腹痛、腰脊背痛、半身不遂、髀枢膝痛、足软无力	针5~7分灸3壮《神应经》:禁灸

腘以上穴位,主治:腰尻、肠、痔疾患以及下肢局部病

穴名	编号	部 位	取 穴	主 治	针灸法
附分	B41	在第二胸椎下两旁各3寸处,第二、第三肋骨间,肩胛冈内侧端的边缘	正坐曲背,从第二胸椎棘突下外开3寸处取之	肩背拘急、风客腠理、颈痛不可回顾	针3～5分灸3～7壮
魄户	B42	在第三胸椎下两旁各3寸处,第三、第四肋骨间,肩胛骨的内缘	正坐曲背,从第三胸椎棘突下外开3寸处取之	肺痿虚劳、喘逆烦满、胸连背痛、项肩连痛	针3～5分灸3～7壮
膏肓	B43	在第四胸椎下两旁各3寸处,第四、第五肋骨间,肩胛骨的内缘	正坐曲背,伸两手置膝上,拇指向外,将两肩用力前耸,使肩胛骨张开,于第四胸椎棘突下外开3寸按之酸痛处取之	百病虚损、五劳七伤、骨蒸盗汗、咳嗽吐血、上气喘逆、梦遗失精	针3～5分灸7～15壮
神堂	B44	在第五胸椎下两旁各3寸处,第五、第六肋骨间	正坐曲背,按取第五胸椎棘突下,再旁开3寸处取之	腰脊强痛、不可俯仰、胸腹满逆、呃逆不已、心悸怔忡	针3～5分灸3～7壮
譩譆	B45	在第六胸椎下两旁各3寸处,第六、第七肋骨间	正坐曲背,按取第六胸椎棘突下,再旁开3寸处取之	热病无汗、劳损喘咳、温疟不瘥、胸腹胀闷、噎膈气逆、肩背胁痛	针3～5分灸3～7壮
膈关	B46	在第七胸椎下两旁各3寸处,第七、第八肋骨间	正坐曲背,或俯卧,按取第七胸椎棘突下,再旁开3寸处取之	背痛脊强、噎膈呕吐、饮食不下、二便不利、诸病血症	针3～5分灸3～7壮
以上1～7椎穴位,主治:胸肺疾患					
魂门	B47	在第九胸椎下两旁各3寸处,第九、第十肋骨间	正坐曲背,或俯卧,按取第九胸椎棘突下,再旁开3寸处取之	胸背连痛、腹中雷鸣、饮食不下、大便不节、小便黄赤、筋挛骨痛	针3～5分灸3～7壮
阳纲	B48	在第十胸椎下两旁各3寸处,第十、第十一肋骨间	正坐曲背,或俯卧,按取第十胸椎棘突下,再旁开3寸处取之	腹满痛胀、大便泄痢、小便赤涩、身热目黄、饮食不下	针5分灸3～7壮

穴名	编号	部　位	取　穴	主　治	针灸法
意舍	B49	在第十一胸椎下两旁各 3 寸处,第十一、第十二肋骨间	正坐曲背,或俯卧,从十一胸椎棘突下两旁 3 寸处取之	胸满虚胀、大便滑泄、背痛恶寒、饮食不下、呕吐不止、消渴目黄、胸背胁痛	针 3～5 分灸 3～7 壮
胃仓	B50	在第十二胸椎下两旁各 3 寸处,第十二肋骨下	正坐或俯卧,从第十二胸椎棘突下旁开 3 寸处取之	腹满水肿、饮食不下、背痛恶寒	针 5～7 分灸 3～7 壮
肓门	B51	在第一腰椎下外方,当第十三椎下两旁各 3 寸处	正坐或俯卧,从第一腰椎棘突下旁开 3 寸处取之	心下坠痛、妇人乳痛	针 5～7 分灸 3～7 壮
以上 9～13 椎穴位,主治:胃肠疾患					
志室	B52	在第二腰椎下外方,当第十四椎下两旁各 3 寸处	正坐或俯卧,从第二腰椎棘突下旁开 3 寸处取之	阴部肿痛、小便淋沥、霍乱吐逆、腹中坚满、腰脊强痛、肾亏遗精	针 7 分至 1 寸灸 7～15 壮
胞肓	B53	在第二骶椎下外方,当第十九椎下两旁各 3 寸处	正坐或俯卧,按第二骶椎棘突下旁开 3 寸处取之	少腹坚满、癃闭下重、小便不利、腰脊强痛	针 5～7 分灸 3～7 壮
秩边	B54	在第二十一椎下(即骶骨裂孔)外方各 3 寸处	正坐或俯卧,按取骶骨裂孔旁开 3 寸处取之	腰腿疼痛、足寒痿软、阴痛下重、小便不利、五痔发肿	针 1～3 寸灸 3～7 壮
以上十四椎至骶椎穴位,主治:生殖、二便疾患					
合阳	B55	在膝腘横纹中央下 2 寸处	伏卧或正坐垂足,从腘窝中央委中穴下 2 寸处取之	腰脊强痛、跟厥膝重、癫疝崩中、篡阴股热、痹厥癫疾	针 5～7 分灸 3～5 壮
承筋	B56	在腓肠肌中央陷中	正坐垂足或伏卧,当腓肠肌中央(合阳穴与承山穴之中间)取之	霍乱转筋、脚腨酸重、腰脊强痛、大便秘结、五痔篡痛、跗痛足挛	禁针灸 3～7 壮
承山	B57	在腓肠肌下分肉间陷中	令患者直立,两手支撑在墙上,足尖抵地,足跟离地,当腓肠肌下出现"人"字纹处取之	久痔肿痛、䐃䐃头热、霍乱转筋、腰痛及背、寒热癫疾、膝肿胫酸、足跟挛痛	针 8 分至 1 寸灸 5～10 壮

穴名	编号	部 位	取 穴	主 治	针灸法
飞扬	B58	在外踝上 7 寸，直对昆仑穴处	正坐垂足，从外踝后昆仑穴上量 7 寸，当承山穴下 1 寸，再旁开 1 寸处，与阳交穴相并	历节痛风、头目眩晕、癫疾寒热、热病无汗	针 5～8 分灸 3～7 壮
跗阳	B59	在外踝上 3 寸筋骨间	正坐垂足，从外踝后昆仑穴上量 3 寸处取之	霍乱转筋、髀枢胫痛、痿厥不仁、头重颟痛、四肢不举、屈不能伸	针 3～7 分灸 3～5 壮
昆仑	B60	在外踝后，跟骨上陷中	正坐垂足，当外踝与跟腱之间，跟骨上陷者中取之	小儿瘛疭、胞衣不下、腰尻背痛、肩背拘急、头痛目眩、脚气肿胀	针 5～6 分，一说孕妇禁针灸 3～7 壮
仆参	B61	在跟骨下白肉际	正坐垂足，从昆仑穴直下，当跟骨下陷中取之	霍乱转筋、足痿不收、腰痛膝痛、尸厥癫疾	针 2～3 分灸 3～5 壮
申脉	B62	在外踝下 5 分白肉际陷中	正坐垂足，在外踝下 5 分，当前后两筋，上为踝骨、下为软骨之间陷者中取之	风眩癫疾、膝胫寒酸、脚气红肿、腰腿酸痛	针 3 分不宜灸，一说灸 3 壮
金门	B63	在外踝下 1 寸前方，骰骨外侧，第五跖骨基底后方之陷凹中	正坐垂足，在丘墟穴下，从申脉穴前下方骰骨外侧陷者中取之	霍乱转筋、尸厥癫疾、疝气暴痛、头风头痛、膝胫酸痛	针 3～5 分灸 3～7 壮
京骨	B64	在足外侧大骨下，赤白肉际陷中，当第五跖骨基底前外侧，小趾外展肌中	正坐垂足，在足外侧大骨（第五跖骨粗隆）下，当赤白肉际陷中取之	腰痛如折、髀不可屈、项强不转、筋挛善惊、疟疾寒热、癫痫狂走、头痛鼽衄、内眦赤烂	针 3～4 分灸 3～7 壮
束骨	B65	在足小趾外侧本节后陷中，当第五跖骨小头的后外侧，小趾外展肌的前端处	正坐垂足，在足小趾外侧本节（第五趾跖关节）的后方陷者中取之	肠澼泄泻、疟疾癫痫、发背痈疽、头痛目眩、内眦赤痛、耳聋项强、腰膝强痛	针 3～4 分灸 3～7 壮

穴名	编号	部　位	取　穴	主　治	针灸法
足通谷	B66	在足小趾外侧,本节前陷中,当第五趾跖关节的前外侧处	正坐垂足,在足小趾本节(第五趾跖关节)之前陷者中,屈趾横纹头处取之	头痛目眩、项痛鼽衄、目视眈眈、善惊、失欠、饮食不化	针3～4分灸3～7壮
至阴	B67	在足小趾外侧,去爪甲角如韭叶,当第五趾第三节外侧爪廓之旁处	正坐垂足,离小趾外侧爪甲角1分处取之	头重鼻塞、目痛生翳、胸胁引痛、寒疟无汗、小便不利、失精足热、胎位不正、滞产难下	

腘以下穴位,主治:头项、鼻目、腰背、肠痔、脑疾患以及下肢后侧疾患

本经脉长八尺,多血少气,寄于壬水,申时(下午 15～17 时)注此,左右各六十七穴。

八、足少阴肾经循行分布及其病候

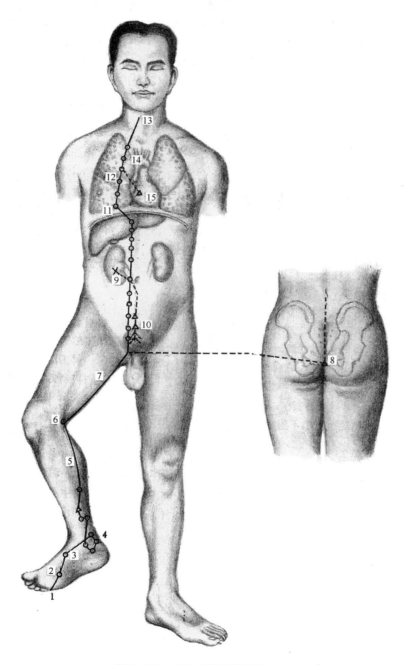

图 2 - 18　足少阴肾经循行示意图

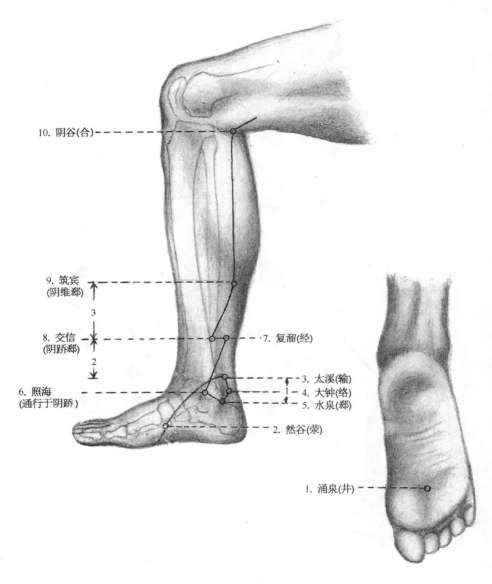

10. 阴谷(合)

9. 筑宾
(阴维郄)

3

8. 交信
(阴跷郄)

2

6. 照海
(通行于阴跷)

7. 复溜(经)

3. 太溪(输)
1 —— 4. 大钟(络)
5. 水泉(郄)

2. 然谷(荥)

1. 涌泉(井)

图 2－19　足少阴肾经(K)经穴图(一)

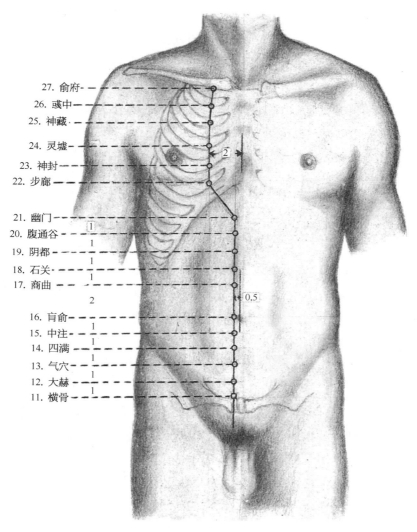

27. 俞府
26. 彧中
25. 神藏
24. 灵墟
23. 神封
22. 步廊
21. 幽门
20. 腹通谷
19. 阴都
18. 石关
17. 商曲
16. 肓俞
15. 中注
14. 四满
13. 气穴
12. 大赫
11. 横骨

图2-20 足少阴肾经(K)经穴图(二)

77

[循行分布]

① 本经起于足小趾之下，和足太阳经的终脉相接；② 斜走足掌中心的涌泉穴；③ 出内踝前大骨下的然谷穴；④ 沿内踝而至足跟部，历太溪、大钟、水泉穴而到照海穴（阴跷脉所生）；⑤ 上经复溜穴，自交信穴（阴跷之郄）折至足太阴的三阴交穴，和足太阴、厥阴相会，上行腿肚内侧，过筑宾穴（阴维之郄）；⑥ 出腘内廉的阴谷穴；⑦ 经过股内后侧；⑧ 而到督脉的长强穴（督脉，足少阴、少阳之会），贯通脊柱，还出于前，沿横骨、大赫、气穴、四满、中注穴；⑨ 而在肓俞穴（均为足少阴、冲脉之会）处入属肾脏；⑩ 沿脐下行，过任脉的关元、中极穴（均为任脉、足三阴之会）联络膀胱；⑪ 其直行的，再从肓俞属肾处上行，经商曲、石关、阴都、腹通谷、幽门五穴（均是足少阴、冲脉之会），贯穿肝脏，上经膈肌；⑫ 自步廊穴处入于肺中，再经神封、灵墟、神藏、彧中、俞府穴；⑬ 上沿喉咙，而挟舌本；⑭ 又一支脉，从神藏穴当肺脏处起；⑮ 绕络心脏，注于任脉的膻中穴（足太阳、少阴，手太阳、少阳，任脉之会）和手厥阴经相接。（本段中序号与图 2 - 18 中序号对应）

[病候解释]

当本经的脉气有所变动，肾火浮炎，则腹中饥饿，但若脾气不足，健运失权，则又不想吃东西。倘肾中精气衰微，本色外现，面色就会黯黑如泥土，瘦削而无光泽。水亏火盛，损肺伤络，也可发生咳嗽吐血，肾脉上贯肝膈，而入肺中，肾虚不纳肺气，故喘息气逆。阴虚阳盛，阳气主动，患者就会不能静坐，坐下去就想站立起来。肾为肝母，母病子瘦，肝肾两亏，所以目视䀮䀮，看不清景物。若水亏不能上济心火，精神涣散，就会出现心如悬挂在空中一样，时刻不得安宁，同时也会发生似饥非饥的嘈杂症状。肾主恐，肾志不足，则心中常惕惕地跳动，恐惧不安，怕人来捕捉。因为肾主骨，故本经脉气变动而生的疾病，称为骨厥。

本经属肾，所以主肾脏。它所生的疾病：倘见口热舌干、咽肿气逆、喉咙干燥作痛、心烦心痛等，这些症状都是因为肾病于下，阴精不能上奉，虚火炎盛所致。假使寒湿入肾，可以发生黄疸，就是阴黄证。肾开窍于二阴，肾病大肠不和，也可以发生肠澼下利。或沿经脉所过处的脊、股内侧后面疼痛，足下热而痛。如气逆于下，则足部痿软而厥冷。倘肾精亏竭，就会神疲而好睡。

表 2-8　足少阴肾经(K)经穴表

穴名	编号	部　　位	取　　穴	主　　治	针灸法
涌泉	K1	在足心陷中,屈足卷趾宛宛中,即当足第二、第三跖骨之间跖腱膜中	仰卧,在足心前三分之一,当屈足卷趾时出现凹陷处取之	中风面黑、喘咳有血、目䀮䀮无所见、善恐、风疹心中结热、风痫、咳嗽、身热、喉痹、目眩、胸胁满、小腹痛、肠澼泄泻、霍乱、转胞不得尿、腰痛大便难、足胫寒痛、奔豚、热厥、五趾尽痛、足不践地	针 3～5 分灸 3～7 壮
然谷	K2	在足内踝前大骨下陷中,即足舟骨和楔骨的关节部下缘,舟骨结节前下方,踇展肌中,当踇长屈肌之上缘	正坐拱足,按取内踝前大骨(足舟骨)下陷者中取之	喘呼烦满、咳血、喉痹、消渴、舌纵、心恐、少气、涎出、小腹胀、足跗肿、胫酸、遗精、阴挺、月经不调、不孕、脐风撮口、痿厥、洞泄	针 5～7 分灸 3～7 壮
太溪	K3	在足内踝后、跟骨上方动脉应手陷中,即内踝与跟腱之间,胫后动脉陷中	正坐垂足,在足内踝与跟腱之间取之,与昆仑穴相对	热病汗不出、伤寒手足逆冷、嗜卧、咳嗽咽肿、衄血吐血、溺赤、消瘅、大便难、久疟、心烦不眠、呕吐、不嗜食、善噫、腹疼瘠瘦、寒疝、痃癖	针 3～5 分灸 3～7 壮
大钟	K4	在足跟后踵中,当跟腱附着部的内侧陷中	正坐垂足,在跟腱内侧缘,当太溪穴下 5 分的后方取之	气逆烦闷、小便淋闭、腰脊强痛、大便秘涩、嗜卧、口中热、呕逆多寒、胸胀喘息、舌干、惊恐、喉鸣、咳唾血、食不下	针 3 分灸 3～5 壮
水泉	K5	在足内踝下,太溪穴直下 1 寸,即跟骨结节内侧前上凹陷中,当踇长屈肌腱之后下侧	正坐垂足,当太溪穴直下 1 寸处取之	目䀮䀮不能远视,女子月事不来,来即多,心下闷痛,小腹痛,小便淋,阴挺	针 3～4 分灸 3～5 壮
照海	K6	足内踝下 4 分,前后有筋,上有踝骨,下有软骨,其穴居中,即舟骨结节之后,跟骨载距突之下陷中	正坐拱足,在足内踝下 4 分处陷中取之	咽干、心悲不乐、四肢懈惰、久疟、卒疝、呕吐、嗜卧、小腹痛、妇女经逆、四肢淫泺、阴挺、阴痒、小腹偏痛、月水不调、癫痫、失眠	针 3 分灸 3～5 壮

陆瘦燕朱汝功 针灸腧穴图谱

穴名	编号	部 位	取 穴	主 治	针灸法
以上足部穴位,主治:生育、小便、肾脏疾患为主,肠及肺疾患次之					
复溜	K7	在足内踝上2寸陷者中,即胫骨后方比目鱼肌下端移行于跟腱处	正坐垂足,从太溪穴上量2寸,当筋前(比目鱼肌移行于跟腱处)取之	肠澼、痔疾、腰脊痛、善恐多言、舌干、涎出、足痿胫寒、目视䀮䀮、肠鸣腹痛、水肿、五淋、盗汗、齿龋	针5～7分灸3壮
交信	K8	在足内踝上2寸,少阴前、太阴后筋骨间,即胫骨后方趾长伸肌之后缘,当蹈长屈肌中	正坐垂足,从太溪穴上量2寸,当胫骨后缘与复溜穴相并处取之	五淋、㿉疝、股腨内廉引痛、痢下赤白、大小便难、女子漏血不止、阴挺、月事不调、小腹痛、盗汗	针5～7分灸3～7壮
筑宾	K9	在足内踝上5寸腨分中,即在腓肠肌内侧肌腹下方移行跟腱处	正坐垂足,从太溪穴上量5寸,当腨内下垂内侧之分中(腓肠肌内侧下缘),胫骨后1寸处取之	小儿胎疝、癫疾吐舌、发狂骂詈、腹痛、呕吐涎沫、足腨痛	针7分至1寸灸3～7壮
阴谷	K10	在膝下内辅骨后,大筋之下、小筋之上,即胫骨内髁的内缘后部,半腱肌和半膜肌之间	正坐屈膝,在膝腘部内侧横纹处,当两筋(半腱肌和半膜肌)之间取之	舌纵涎下、腹胀烦满、溺难、疝气引阴、阴股内廉痛、痿痹膝痛、女子漏下不止、少妊	针5～7分灸3壮
以上下肢内侧穴位,主治:肾脏、生育、小便、肠疾患及小腿内廉痛					
横骨	K11	在耻骨结节上方,腹内外斜肌腱膜、腹横肌腱膜及腹直肌中。当大赫穴下1寸处	仰卧,在脐下5寸曲骨穴旁开5分,少腹横纹上取之	五淋、小便不通、阴器下纵引痛、小腹满、目眦赤痛	针5分至1寸灸3～5壮
大赫	K12	在耻骨上方,锥状肌的外缘腹直肌中,当气穴穴下1寸处	仰卧,在脐下4寸中极穴旁开5分处取之	虚劳失精、阴痿、阴缩、茎中痛、目赤痛、女子赤带	针5分至1寸灸3～5壮
气穴	K13	在耻骨上方腹直肌中,当四满穴下1寸处	仰卧,在脐下3寸关元穴旁开5分处取之	奔豚痛引腰脊、泻痢、月经不调	针5分至1寸灸5～10壮

穴名	编号	部 位	取 穴	主 治	针灸法
四满	K14	在耻骨上方腹直肌中,当中注穴下1寸处	仰卧,在脐下2寸,石门穴旁开5分处取之	积聚疝瘕、肠澼切痛、石水、奔豚、脐下痛、女子月经不调、恶血疗痛	针5分至1寸 灸5~10壮
中注	K15	在脐孔下两旁腹直肌中,当肓俞穴下1寸处	仰卧,在脐下1寸阴交穴旁开5分处取之	小腹热、大便坚燥、腰脊痛、目眦痛、女子月事不调	针5分至1寸 灸5~10壮
以上下腹部穴位,主治:生育、小便、肠疾患					
肓俞	K16	在脐孔两旁,腹直肌内缘,当神阙穴旁5分处	仰卧,在脐孔中心旁开5分处取之	腹痛寒疝、大便燥、目赤痛从内眦始	针5分至1寸 灸5~10壮
商曲	K17	在脐上腹直肌内缘,当石关穴下1寸处	仰卧,在脐上2寸下脘穴旁5分处取之	腹中切痛、积聚不嗜食、目赤痛从内眦始	针5分至1寸 灸5~7壮
石关	K18	在脐上腹直肌的内缘,当阴都穴下1寸处	仰卧,在脐上3寸建里穴旁5分处取之	哕噫呕逆、脊强腹痛、气淋、小便不利、大便燥闭、目赤痛、妇人无子、脏有恶血腹痛	针5分至1寸 灸5~7壮
阴都	K19	在腹直肌的内缘,当通谷穴下1寸处	仰卧,在脐上4寸中脘穴旁5分处取之	心烦满恍惚、气逆、肺胀、大便难、胁下痛、目痛、寒热疟疾、妇人无子、脏有恶血腹痛	针5分至1寸 灸3~7壮
腹通谷	K20	在腹直肌的内缘,当幽门穴下1寸处	仰卧,在脐上5寸上脘穴旁5分处取之	口喝、暴瘖、积聚痃癖、胸满食不下、膈结呕血、目赤痛、项不可回顾	针5~7分 灸3~7壮
幽门	K21	在上腹部腹直肌的内缘,当巨阙穴旁5分处	仰卧,在脐上6寸巨阙穴旁5分处取之	胸痛心烦、逆气里急、支满不嗜食、数咳干哕、呕吐涎沫、健忘、泄痢脓血、少腹胀满、心痛逆气	针5~7分 灸3~7壮
以上上腹部穴位,主治:胃肠疾患					
步廊	K22	在第五、第六肋骨之间,胸骨正中线旁2寸,胸大肌中,当神封穴下1寸6分处	仰卧,按取胸骨下端(胸骨剑突之上缘)的中庭穴,再旁开2寸处取之	胸胁满痛、鼻塞少气、咳逆不得息、呕吐不食	针3分 灸3壮

穴名	编号	部 位	取 穴	主 治	针灸法
神封	K23	在第四、第五肋骨之间,胸骨正中线旁2寸,胸大肌中,当灵墟穴下1寸6分处	仰卧,按取两乳头间、膻中穴,再旁开2寸处取之	胸胁满痛、咳逆不得息、呕吐不食、乳痈洒淅恶寒	针3分灸3壮
灵墟	K24	在第三、第四肋骨之间,胸骨正中线旁2寸,胸大肌中,当神藏穴下1寸6分处	仰卧,按取第三肋骨之下间隙,距胸骨正中线旁2寸处取之	胸胁满痛、咳逆不得息、呕吐不食、乳痈洒淅恶寒	针3分灸3壮
神藏	K25	在第二、第三肋骨之间,胸骨正中线旁2寸,胸大肌中,当或中穴下1寸6分处	仰卧,按取第二肋骨之下间隙,胸骨正中线旁2寸处取之	胸胁满痛、呕吐不食、乳痈洒淅恶寒、喘逆不得息	针3分灸3壮
或中	K26	在第一、第二肋骨之间,胸骨正中线旁2寸,胸大肌中,当俞府穴下1寸6分处	仰卧,按取第一肋骨之下间隙,胸骨正中线旁2寸处取之	咳逆不得喘息、胸胁支满、多唾、呕吐不食、气喘痰壅	针3分灸3壮
俞府	K27	在锁骨下方,胸骨正中线旁2寸,胸大肌中,当璇玑穴旁2寸处取之	仰卧,按取锁骨与第一肋骨之间隙,胸骨正中线旁2寸处取之	咳逆上气、呕吐不食、胸中痛	针3分灸3壮

以上胸部穴位,主治:胸、肺疾患为主,食道疾患次之

本经脉长六尺五寸,少血多气,寄于癸水,酉时(下午17~19时)注此,左右各二十七穴。

九、手厥阴心包经循行分布及其病候

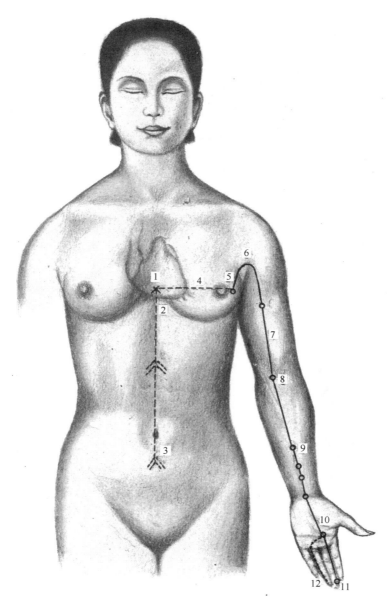

图 2 - 21　手厥阴心包经循行示意图

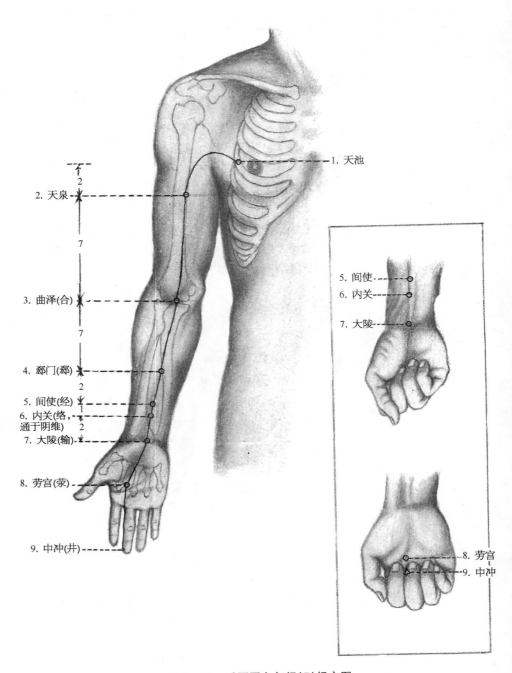

1. 天池

2. 天泉

7

3. 曲泽(合)

7

4. 郄门(郄)

2

5. 间使(经)

6. 内关(络，
通于阴维)

1

2

7. 大陵(输)

8. 劳宫(荥)

9. 中冲(井)

5. 间使

6. 内关

7. 大陵

8. 劳宫

9. 中冲

图 2‐22　手厥阴心包经(P)经穴图

[循行分布]

① 本经起于胸中,和足少阴相接,属于心包络;② 下行贯穿膈肌;③ 联络上中下三焦;④ 其支出的脉,从胸中出走胁部;⑤ 经天池穴(手足厥阴、少阳之会);⑥ 上行抵腋下;⑦ 下沿臑部内侧的天泉穴,行于手太阴、少阴两经之间;⑧ 入肘中的曲泽穴;⑨ 下臂,行于掌后两筋中间,过郄门、间使、内关、大陵等穴;⑩ 入掌中的劳宫穴;⑪ 出中指端的中冲穴;⑫ 另一条支脉,自掌中劳宫穴处分出,沿环指,直出指尖,和手少阳经相接。(本段中序号与图 2-21 中序号相对应)

[病候解释]

本经的脉气有所变动时,则沿经脉所过处掌心常见发热,肘臂部挛急,腋下肿,剧烈时胸胁部支撑胀满,心中憺憺地跳动。包络是心脏的外卫,可以代心君行事,心之华在面,心之使在目,心在声为笑,所以包络相火炽盛时面部可以发赤,目珠也会发黄,并且还会喜笑不止。

诸脉皆属于心,所以本经主脉。它所生的疾病:心包有病,就会心烦,心痛;脏病及经,掌中会有灼热感。

表 2-9　手厥阴心包经(P)经穴表

穴名	编号	部　位	取　穴	主　治	针灸法
天池	P1	在胸大肌外下部,胸小肌下部起端,当腋下 3 寸、乳后 1 寸处	正坐或侧卧,于乳头外横量 1 寸,当第四肋间取之	目视不明、头痛、胸胁烦满、咳逆、臂腋肿痛、四肢不举、上气、寒热痎疟、热病汗不出	针 5 分灸 3 壮
天泉	P2	在肱二头肌二头之间,当曲腋下 2 寸处	举臂,从腋前横纹头下量 2 寸取之,与曲泽穴直对	恶风寒、胸胁满痛、咳逆、膺背胛臂间痛	针 5～7 分灸 3～7 壮
以上胸臑部穴位,主治:胸、胁、腋部病及心疾患					
曲泽	P3	在肱二头肌腱内侧陷中	仰掌屈肘,在肘横纹上,当大筋内陷中取之	心痛善惊、身热烦渴、臂肘掣痛不可伸、伤寒呕吐、气逆	针 5～7 分灸 3～5 壮
郄门	P4	在桡侧腕屈肌腱和掌长肌腱之间,当掌后去腕 5 寸处	伸臂仰掌,从大陵穴上 5 寸,当臂内中央两筋间取之	呕血、衄血、心痛、呕哕、惊恐、神气不足、久痔	针 5 分灸 3～7 壮

穴名	编号	部　位	取　穴	主　治	针灸法
间使	P5	在桡侧腕屈肌腱和掌长肌腱之间，当掌后3寸处	伸臂仰掌，从掌后横纹大陵穴上3寸，两筋间取之	伤寒结胸、心悬如饥、呕沫少气、中风气塞、昏危不语、卒狂、心悸、霍乱干呕、腋肿肘挛、卒心痛、多惊、咽中如梗、月水不调、久疟	针5分灸3～5壮
内关	P6	在桡侧腕屈肌腱和掌长肌腱之间，当掌后2寸处	伸臂仰掌，从掌后横纹大陵穴上2寸，两筋间取之	中风失志、心痛心烦、面热目昏、肘挛、久疟、支满、胸满腹痛	针5分灸3～5壮
大陵	P7	在桡侧腕屈肌腱和掌长肌腱之间，当掌后两筋间陷中	伸臂仰掌，于掌后第一横纹中央两筋间取之	热病汗不出、舌本痛、喘咳、呕血、心悬如饥、喜笑不休、胸胁痛、惊恐悲泣、呕逆、喉痹、口干目赤、小便如血	针3～5分灸3～5壮
劳宫	P8	在第二、三掌骨间，当掌中中指本节之内间	屈指握掌，于中指端掌横纹上取之	黄疸、中风、喜笑不休、神昏不语、大小便血、手痹、热病汗不出、胁痛不可转侧、吐衄噫逆、烦渴食不下、胸胁支满、口中生疮	针3～5分灸3壮
中冲	P9	在中指内侧，去爪甲角如韭叶；一说在中指端	俯掌，在中指内侧，爪甲角旁1分许取之；或在中指端去爪甲1分许取穴	热病汗不出、头痛如破、身热如火、心痛烦满、舌本强痛、中风不省人事	针1分灸1壮《医学入门》：禁灸

以上手臂部穴位，主治：胸、心、胃病，神志、发热病及手臂局部病

　　本经脉长三尺五寸，多血少气，寄于丁火（相火），戌时（晚上19～21时）注此，左右各九穴。

十、手少阳三焦经循行分布及其病候

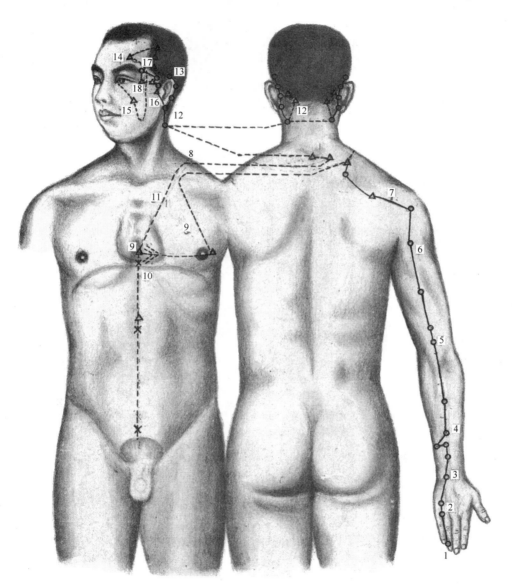

图 2-23　手少阳三焦经循行示意图

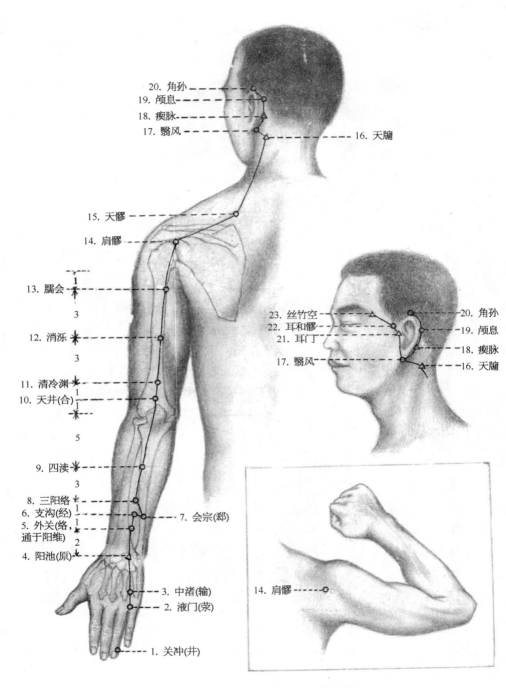

20. 角孙
19. 颅息
18. 瘈脉
17. 翳风　　　　　　　　　　　　　　　　　16. 天牖

15. 天髎
14. 肩髎

13. 臑会
　　　1
　　　3

12. 消泺
　　　3

11. 清冷渊
10. 天井(合)　1
　　　　5

9. 四渎
　　　3

8. 三阳络
6. 支沟(经)　1
5. 外关(络,　1
通于阳维)　2
4. 阳池(原)

7. 会宗(郄)

3. 中渚(输)
2. 液门(荥)

1. 关冲(井)

23. 丝竹空
22. 耳和髎
21. 耳门
17. 翳风

20. 角孙
19. 颅息
18. 瘈脉
16. 天牖

14. 肩髎

图 2-24　手少阳三焦经(TE)经穴图

88

[循行分布]

① 本经起于环指外侧端的关冲穴,和手厥阴心包经相接;② 上出小指与环指之间,经过液门、中渚穴;③ 沿手背到腕部的阳池穴;④ 出前臂外侧两骨之间,过外关、支沟、会宗、三阳络、四渎穴;⑤ 上行穿过肘部,到达天井穴;⑥ 再沿上臂外侧,过清冷渊、消泺穴,行走于手太阳、手阳明两经之间;⑦ 上肩后,过臑会(手少阳、阳维之会)、肩髎穴而到手太阳的秉风穴(手阳明、太阳,手足少阳之会),经天髎(手足少阳、阳维之会),到足少阳的肩井穴(手足少阳、足阳明、阳维之会);⑧ 下入缺盆,绕行阳明之外,过手厥阴的天池穴(手足厥阴、少阳之会);⑨ 分布于任脉的膻中穴处(足太阴、少阴,手太阳、少阳,任脉之会),入络心包;⑩ 下膈肌,当贲门以上属上焦,中脘穴(手太阳、少阳,足阳明,任脉之会)附近属中焦,并足太阳经入络膀胱,约束下焦;⑪ 另一支脉,从膻中穴上行,出缺盆向后,经足太阳的大杼穴(手足太阳、少阳之会),到督脉的大椎穴和手足诸阳经交会;⑫ 上行过天牖穴分成两支,其一出足少阳的风池穴(手足少阳、阳维之会),至于头窍阴穴(足太阳、手足少阳之会),另一支挟耳后,过翳风穴(手足少阳之会),上沿瘈脉、颅息穴;⑬ 直上到耳上角的角孙穴(手太阳、手足少阳之会),历足少阳的悬厘、悬颅、颔厌(均为手足少阳、足阳明之会)三穴;⑭ 下至足少阳的阳白穴(手足少阳、阳明,阳维之会),屈曲下行,到面颊部;⑮ 再折上经过手太阳经的颧髎(手少阳、太阳之会)到眼眶下部;⑯ 其中另一支脉,从耳后翳风穴处入耳;⑰ 再出行经过手太阳的听宫穴(手足少阳、手太阳之会)而回耳门穴,又折至足少阳的上关穴(手足少阳、阳明之会),复回耳和髎(手足少阳、手太阳之会);⑱ 上行到丝竹空穴,折下至目外眦,达足少阳经的瞳子髎穴(手足少阳之会),两经相接,脉气由本经注入足少阳。(本段中序号与图 2-23 中序号相对应)

[病候解释]

假使本经经气有所变动时,干扰清空,可以发生耳聋,听不清各种声音。三焦腑气通于喉,相火有余,可以发生喉痹或咽肿等症状。

三焦为一身阳气之父,所以主气。它所生的疾病:若三焦生气不足,腠理开疏,必然汗出。或者经病气化不行,则循目所过处目锐眦、颊、耳后、肩臑、肘、臂外侧皆痛,环指不能运用。

表 2-10　手少阳三焦经(TE)经穴表

穴名	编号	部　位	取　穴	主　治	针灸法
关冲	TE1	在手小指环指之端去爪甲角如韭叶	俯掌,在环指外侧去爪甲角1分许处取之	头痛喉痹、气噎不食、肘臂疼痛、目视昏昏	针1分灸3壮
液门	TE2	在第四指掌关节前方,当手小指环指间陷中	俯掌握拳,在手小指与环指本节间前方取之	疟疾寒热、头痛目眩、咽痛齿痛、手臂红肿、两耳暴聋	针3分灸3壮
中渚	TE3	在第四掌骨小头后方,当手小指环指本节后陷中	俯掌握拳,在液门穴上1寸,手小指与环指本节后陷中取之	热痛汗不出、头痛、目眩目翳、耳聋、咽肿肿、久疟、手臂红肿、指痛	针2～3分灸3～5壮
阳池	TE4	在尺骨和腕骨的关节部,伸指总肌腱和伸小指固有肌腱之间,当手表腕上陷中	伸臂俯掌,按腕关节背侧横纹中央,第四掌骨后缘陷中取之	消渴、口干烦闷、疟疾、手腕痛、臂不能举	针3分禁灸《针灸甲乙经》:灸5壮
外关	TE5	在尺桡两骨间,当腕后2寸处	伸臂俯掌,从阳池穴上2寸,尺桡两骨之间取之	耳聋浑焞无闻、肘臂五指痛不能握、胸胁痛	针5～7分灸3～7壮
支沟	TE6	在尺桡两骨间,当腕后3寸处	伸臂俯掌,在阳池穴上3寸,尺桡两骨之间取之	热病汗不出、肩臂酸痛、胁肋痛、便秘、口噤暴瘖、卒心痛、产后血晕、三焦相火炽盛、大便不通	针5～7分灸3～5壮
会宗	TE7	在尺侧腕伸肌和伸小指固有肌间,当腕后3寸支沟穴外旁开1寸处	伸臂俯掌,在支沟穴外开1寸尺侧,以手按切两筋间取之	五痫、耳聋、肌肤痛	针5～7分灸3～7壮
三阳络	TE8	在尺骨和桡骨之间,支沟穴上1寸处	伸臂俯掌,在阳池穴上4寸,当尺桡两骨之间取之	暴瘖不能言、耳聋、龋齿	禁针灸7壮
四渎	TE9	在尺桡两骨间,肘前5寸外廉陷中	屈肘侧置,在阳池穴直上7寸,当肘前5寸处取之	暴气耳聋、下齿龋痛	针5～7分灸3～7壮

穴名	编号	部　位	取　穴	主　治	针灸法
天井	TE10	在肱骨下端后面鹰嘴窝中，即肘外大骨后两筋间陷中	屈肘举臂，在肘尖上1寸关节罅陷中取之	惊悸瘛疭、风痹颈项肩背肘痛、耳聋、目锐眦痛、颊肿、瘰疬、疮肿瘾疹	针5～7分灸3～15壮

以上手臂部穴位，主治：耳疾为主，头、目、喉疾为次，兼治发热病、局部病

穴名	编号	部　位	取　穴	主　治	针灸法
清冷渊	TE11	在肱骨后侧鹰嘴突尖端上方，肱三头肌下部中，当肘上2寸处	举臂，当肘尖上行2寸处陷中取之	诸般痹痛、肩臂肘臑不能举	针5～7分灸3～7壮
消泺	TE12	在肱骨后面，肱三头肌肌腹的中间，当肩下臂外，开腋肘分下	举臂，在清冷渊与臑会两穴连线之中点处取之	风痹、寒热头痛、肩背拘急、颈项强急肿痛	针5～7分灸3～7壮
臑会	TE13	在肱骨上端背面，大粗隆后下方	正坐，在后腋缝下1寸，直对肘尖，当三角肌后缘取之	肘臂酸痛、无力不能举、项瘿气瘤、寒热瘰疬	针5～7分灸3～7壮
肩髎	TE14	在肩峰后下缘，肩关节后方的三角肌中	举臂，在肩端后下际，当肩髃穴与臑会穴之中央取之	肩痛臂重，不能上举	针5～7分灸3～5壮
天髎	TE15	在肩胛骨上部，冈上窝中，当肩缺盆中毖骨之间陷中	正坐，在肩峰突起与大椎穴连线之中点，亦当肩井与曲垣两穴之间取之	肩臂酸痛、缺盆中痛、热病汗不出、胸中烦满、颈项强急	针5～7分灸5～7壮

以上肩臂部穴位，主治：局部疾患为主

穴名	编号	部　位	取　穴	主　治	针灸法
天牖	TE16	在乳突后下方，胸锁乳突肌后缘，当颈大筋间，缺盆上、天容穴后、天柱穴前、完骨穴后下方	正头，在天柱穴与天容穴间，完骨穴之后下方取之	暴聋耳鸣、目视不明、夜梦颠倒、头风面肿、项强难顾	针3～5分灸3壮《铜人腧穴针灸图经》：不宜灸
翳风	TE17	在乳突和下颌骨中间，耳后尖角陷中，按之可引发耳中痛	正头，在耳垂根后，距耳约5分之凹陷处取之	耳鸣耳聋、口噤颊肿、口眼㖞斜、暴瘖难言、牙车急痛	针3～5分灸3～5壮

穴名	编号	部 位	取 穴	主 治	针灸法
瘈脉	TE18	在耳郭根后耳后肌中，正当耳后鸡足青络脉之间	正头，在耳后完骨中央部，当翳风和颅息两穴间取之	目赤肿痛、目涩眵膏、小儿惊痫、头风头痛、呕吐泄痢	针1分灸3壮《千金方》：不可灸
颅息	TE19	在耳郭根后耳后肌中，正当耳后青络脉之上	正头，在瘈脉穴上1寸处取之	耳肿流脓、耳中蝉鸣、小儿呕吐、惊痫瘈疭、身热头痛	禁针《针灸甲乙经》：刺1分，慎无出血灸3壮
角孙	TE20	在耳郭根上缘耳上肌中，耳郭尖上，开口有孔	正头，耳翼向前折曲，当耳角尖上发际处取之	目生翳膜、齿龈肿胀、不能咀嚼、唇口干燥	针3分《医学入门》：禁刺灸3～7壮
耳门	TE21	在耳前切迹前方凹陷中	正头，于耳珠上部缺口微前陷中取之	耳鸣耳聋、聤耳脓汁、上齿龋痛	针3分灸3～7壮《千金方》：不灸
耳和髎	TE22	在颧弓上方颞肌中，当耳前锐发下横动脉中	正头，当耳门前微上方锐发处动脉部取之	头痛耳鸣、牙车紧急、口眼㖞斜、颈项肿痛	针3分灸3壮
丝竹空	TE23	在额骨颧突的外缘，眉头陷中	正头，在瞳子髎穴直上，眉头陷中取之	目视䀮䀮、目赤肿痛、眼睑下垂、偏正头风	针3分禁灸

以上耳部穴位，主治：耳部疾患为主，侧头部疾患次之

　　本经脉长五尺，少血多气，寄于丙火（相火），亥时（夜间 21～23 时）注此，左右各二十三穴。

十一、足少阳胆经循行分布及其病候

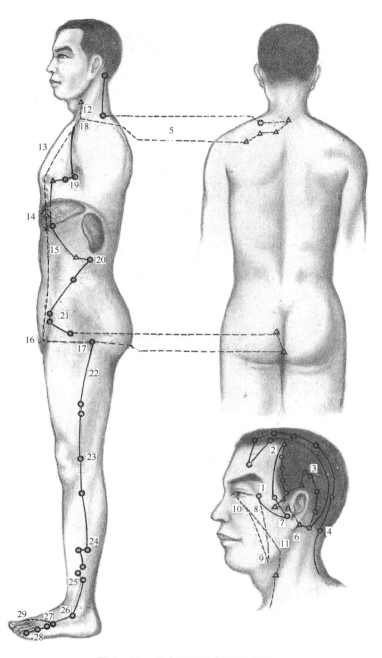

图 2 - 25　足少阳胆经循行示意图

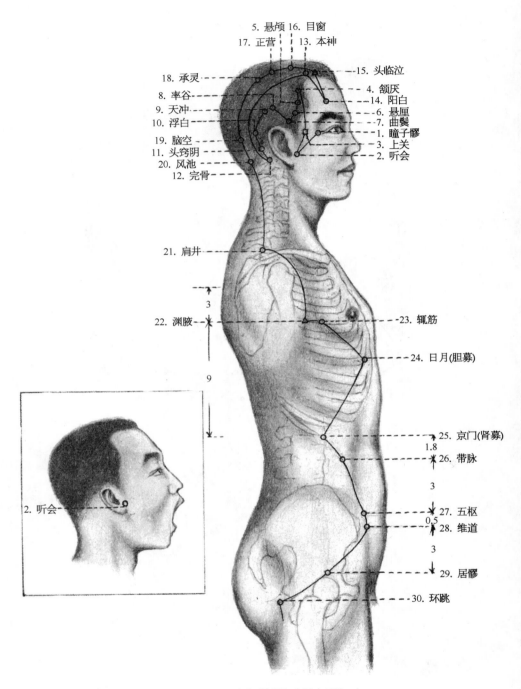

5. 悬颅　16. 目窗
17. 正营　13. 本神
18. 承灵
8. 率谷
9. 天冲
10. 浮白
19. 脑空
11. 头窍阴
20. 风池
12. 完骨
15. 头临泣
4. 颔厌
14. 阳白
6. 悬厘
7. 曲鬓
1. 瞳子髎
3. 上关
2. 听会

21. 肩井

3

22. 渊腋

9

23. 辄筋

24. 日月(胆募)

25. 京门(肾募)
1.8
26. 带脉

3

27. 五枢
0.5
28. 维道

3

29. 居髎

30. 环跳

2. 听会

图2-26　足少阳胆经(G)经穴图(一)

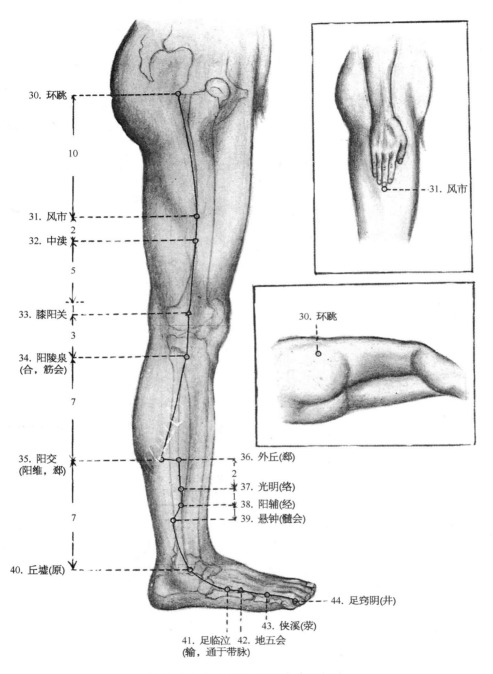

30. 环跳

10

31. 风市

2

32. 中渎

5

33. 膝阳关

1

3

34. 阳陵泉
(合，筋会)

7

35. 阳交
(阳维，郄)

7

40. 丘墟(原)

31. 风市

30. 环跳

36. 外丘(郄)

2

37. 光明(络)

1

38. 阳辅(经)

39. 悬钟(髓会)

44. 足窍阴(井)

43. 侠溪(荥)

41. 足临泣　42. 地五会
(输，通于带脉)

图 2-27　足少阳胆经(G)经穴图(二)

[循行分布]

① 本经起于目外眦的瞳子髎穴,和手少阳经相接,后行至听会穴,经过上关穴(手足少阳、阳明之会);② 上抵头角,过足阳明的头维穴(足少阳、阳明之会),沿颔厌、悬颅、悬厘(均为手足少阳、足阳明之会)、曲鬓(足少阳、太阳之会)穴,到手少阳的角孙穴(手太阳、手足少阳之会),绕经率谷穴;③ 下过耳后,历天冲、浮白穴(此三穴均足少阳、太阳之会),经头窍阴穴(足太阳、手足少阳之会),下达完骨穴(足太阳、少阳之会),折前至本神穴(足少阳、阳维之会),抵阳白穴(手足少阳、阳明与阳维五脉之会),再向后行,经过头临泣(足少阳、阳维、足太阳之会)、目窗、正营、承灵、脑空穴(均为足少阳、阳维之会)而到风池穴(手足少阳、阳维之会);④ 沿颈行于手少阳之前,下至肩上的肩井穴(手足少阳、足阳明、阳维之会),折后交督脉于大椎穴,而会手足诸阳经脉,再出行经过足太阳的大杼穴(手足太阳、少阳之会),手少阳经的天髎穴(手足少阳、阳维之会),手太阳经的秉风穴(手阳明、太阳,手足少阳之会);⑤ 前行入于缺盆中;⑥ 其中支出另一经脉,从耳后的完骨穴处出行,经过手少阳的翳风穴(手足少阳之会),入于耳中,过手太阳的听宫穴(手足少阳、手太阳之会);⑦ 出走耳前,交会足阳明经于下关穴(足阳明、少阳之会),而到手少阳经的耳和髎穴(手足少阳、太阳之会);⑧ 其中另有一条支脉,从目外眦瞳子髎穴处别出;⑨ 下至大迎穴附近,上与手少阳经相合(按:即手少阳出耳上角,屈折下行到颊,至眼眶下的那条经脉);⑩ 达眼下;⑪ 下过颊车穴附近;⑫ 经过颈部足阳明的人迎穴(足阳明、少阳之会)和前面自秉风穴出行的正脉相合于缺盆中;⑬ 然后下入胸中,贯穿膈肌;⑭ 联络肝脏,属于胆腑;⑮ 循胁肋之里,下行出气街;⑯ 绕过毛际;⑰ 横入髀厌中(股关节附近);⑱ 其直行的一支,从缺盆下腋;⑲ 沿胸经渊腋、辄筋穴,过手厥阴的天池穴(手足厥阴、少阳之会)而到日月穴(足太阴、少阳、阳维之会);⑳ 过季胁,沿足厥阴的章门穴(足厥阴、少阳之会),过京门穴,经带脉、五枢、维道(均带脉、足少阳之会)穴,从居髎穴(阳跷、足少阳之会),折向骶部,交会足太阳于中髎穴(足厥阴、少阳之所结),督脉于长强穴(足少阴、少阳之会);㉑ 再前行和横入髀厌中的支脉相合;㉒ 过髀枢外侧历风市、中渎穴;㉓ 抵达膝外侧膝阳关、阳陵泉穴;㉔ 下行外辅骨之前,经阳交(为阳维脉之郄穴)、外丘、光明穴;㉕ 直下到绝骨端,过阳辅、悬钟穴;㉖ 下出外踝前的丘墟穴;㉗ 沿足背外侧;㉘ 历足临泣、地五会、侠溪穴而至足第四趾外侧的足窍阴穴;㉙ 另有一条支脉,从足背部临泣穴处

别出,入跟趾间,沿跟趾、次趾骨缝之中,而出跟趾端,回过来贯穿爪甲,出爪甲后三毛处,和足厥阴相接。(本段中序号与图2-25中序号相对应)

[病候解释]

当本经的脉气有所变动,厥逆上冲时,胆腑气滞,胆液不能正常分泌,外泄而发生口苦。胆气不舒,郁闷胸中,就会常常叹气。胆经之脉过季胁,循胁里,若经气壅滞,则见心胁部作痛,甚则身体不能转侧。严重时,由于胆木郁结,会影响气血的滋荣而发生面部如灰尘蒙盖,身体上皮肤失去滋润等现象,或者足外侧感觉发热。这些症状,都是由于胆木生火,火逆冲上而致,故称阳厥。

本腑属胆,胆汁味苦走骨,所以本经主骨。它所生的疾病:若病及经脉,则沿经脉所经过的部位,如头、颔、目锐眦部皆痛,缺盆中肿而痛,腋下肿,患马刀侠瘿病。又因为少阳居三阳之中,属半表半里,若阳气偏胜,则生热病而汗出;阴气偏胜,则振寒而栗,或生疟疾。或沿经脉所过处的胸、胁、肋、髀、膝外侧到胫骨、绝骨、足外踝前,及诸关节皆痛。

表2-11　足少阳胆经(G)经穴表

穴名	编号	部　位	取　穴	主　治	针灸法
瞳子髎	G1	在目外去眦角5分处	正头,去目外眦约5分处陷中取之	头痛目痒、外眦赤痛、翳膜青盲、远视䀮䀮、泪出多眵	针2~3分灸3~5壮
听会	G2	在耳珠前下方,下颌小头颈后缘,当耳前陷中	正头或侧头伏案,在耳珠下,当颧骨弓与下颌小头接合处,听宫穴直下,开口取之	耳聋耳鸣、牙关脱臼、齿痛颔肿、口眼㖞斜、瘛疭	针3~5分灸3~5壮
上关	G3	在耳前骨上,当颧弓上缘颞肌中	正头或侧头伏案,在耳前颧骨弓上缘,当耳门穴前方处取之	耳聋耳鸣、口眼㖞斜、口噤不能嚼物、聤耳、目眩、齿痛、瘛疭	针3分《针灸甲乙经》:刺太深令人无所闻灸3~5壮
颔厌	G4	在耳前曲角颞颥上廉,当颞肌中	正头或侧头伏案,在颞骨前发际曲角处,当头维穴下1寸,嚼物时微动处是穴	偏正头风、颈项俱痛、目眩、耳鸣、多嚏、惊痫	针3分灸3~5壮

陆瘦燕朱汝功

针灸腧穴图谱

穴名	编号	部　　位	取　　穴	主　　治	针灸法
悬颅	G5	在曲角颞颥中廉，当颞肌中	正头或侧头伏案，在颔厌穴与曲鬓穴间作一弧线，折为三等分，当颔厌穴下一等分处取之	头痛、齿痛、偏头痛引目、热病汗不出	针3分灸3～5壮
悬厘	G6	在曲角颞颥下廉，当颞肌中	依前法，从颔厌穴下量二等分处取之	偏头痛、面肿、目锐眦痛、热病烦心汗不出	针3分灸3～5壮
曲鬓	G7	在颧弓之后上方颞肌中，当耳上入发际曲隅陷中	正头或侧头伏案，在角孙穴前约1寸处入发际取之	颔颊肿痛、口噤难言、头角痛、项强不得顾、巅风目眵	针3分灸3～5壮
率谷	G8	在颞肌中，当耳上入发际1寸5分处	正头或侧头伏案，从耳上入发际1寸5分处取穴，咀嚼时随动处取之	脑痛、两头角痛、胃寒痰隔、烦闷呕吐、酒后皮肤风肿	针3分灸3～5壮
天冲	G9	在耳郭根之后直上入发际2寸许，当耳上肌上部之后方处	正头或侧头伏案，从率谷穴向后3分，耳后入发际上2寸处取之	癫疾风疹、牙龈肿痛、头痛、惊恐	针3分灸3壮
浮白	G10	在顶骨与颞骨之缝合部，耳后肌中，当耳上入发际1寸处	正头或侧头伏案，从天冲穴直下1寸，入发际1寸处取之	咳逆痰沫、胸满不得喘息、喉痹、耳聋、齿痛、项瘿	针3分灸3壮
头窍阴	G11	在乳突的后缘直上部耳后肌中，即当完骨上枕骨下	俯头或侧头伏案，在完骨与浮白两穴中间取之	目痛、头项痛、耳鸣、痈疽发热、咳逆、喉痹、舌强	针3分灸3壮
完骨	G12	在胸锁乳突肌附着部上方耳后入发际4分处	俯头或侧头伏案，当完骨后入发际4分处取之	头风、耳鸣、齿龋、牙车急痛、口眼㖞斜、喉痹、瘿气	针5分灸3壮
本神	G13	在额肌中，当神庭旁开3寸处	正头，在神庭旁3寸，目外眦直上入发际5分处取之	惊痫吐沫、偏风癫疾、目眩、项强	针3分灸3壮
阳白	G14	在额肌中，当眉上1寸直对瞳子处	正头，从眉心直上1寸，与瞳子直对，正视取之	头痛、目昏多眵，背寒栗、重衣不得温	针3分灸3壮

穴名	编号	部 位	取 穴	主 治	针灸法
头临泣	G15	在额肌中,当目直上入发际5分处	正头,从瞳子直上入发际5分,正视取之	中风惊痫、疟日两发、诸目疾、鼻塞	针3分灸3壮《类经图翼》:禁灸
目窗	G16	在帽状腱膜中,当临泣穴后1寸5分	正头,从临泣穴上量1寸5分处取之	头痛、目眩、远视不明、面肿、寒热汗不出	针3分灸3壮
正营	G17	在帽状腱膜中,当目窗穴后1寸5分	正头,从目窗穴上量1寸5分处取之	头痛、目眩、远视不明、齿龋痛、唇吻强急	针3分灸3壮
承灵	G18	在帽状腱膜中,当正营穴后1寸5分	正头,从正营穴上量1寸5分处取之	脑风头痛、恶风鼻塞不通	针3分《针灸大成》:禁针灸3壮
脑空	G19	在枕肌中,当承灵穴后4寸5分,挟玉枕骨下陷中	正头,在后发际上2寸5分,挟脑户穴旁,当承灵穴后4寸5分处取之	劳瘵身热羸瘦、脑风项强、目瞑、鼻衄、耳聋、惊悸、癫风、鼻痛	针3分灸3壮
以上侧头部穴位,主治:头面及五官疾患为主					
风池	G20	在胸锁乳突肌和斜方肌停止部的凹陷中,当颞颥后发际陷中	俯头伏案,在枕骨下,僧帽肌外廉,正当风府穴两旁,脑空穴直下陷中取之	中风、偏正头痛、热病汗不出、痎疟、颈项如拔、目眩赤痛泪出、鼻衄、耳聋、腰背俱痛	针5~7分灸3~7壮
肩井	G21	在斜方肌、提肩胛肌与冈上肌之间,当缺盆上、大骨前肩上陷者中	在肩上陷中,以三指按之,当中指下陷中取之,适当大椎穴与肩髃穴连线的中点	中风气塞、涎上不语、五劳七伤、头项颈痛、臂不能举、难产坠胎后手足厥冷、脚气	针5分,禁深刺,不幸令人晕倒,可补足三里穴解救灸3~7壮
以上颈项部穴位,主治:脑及头、项、肩背部疾患					
渊腋	G22	在腋前线第五肋间隙,当腋下3寸宛宛中	举臂,从腋窝直下3寸,当侧胸部第五肋间取之	寒热马刀挟瘿、胸满无力、臂不举	针3分禁灸
辄筋	G23	在胸大肌外下缘,第五肋间隙,当腋下3寸前行1寸处陷中	举臂,从渊腋穴前1寸处取之	太息多唾、呕吐宿汁、吞酸反胃、胸中烦满、喘不得卧	针3分灸3壮

穴名	编号	部　位	取　穴	主　治	针灸法
日月	G24	在腹外斜肌腱膜中，当期门穴下1寸5分，乳下三肋端	从乳头下数三肋，即当第七、八肋骨间，上对期门穴取之	太息善悲、吞酸多唾、黄疸、呃逆	针3～5分灸3～7壮
以上胸胁部穴位主治：胸胁部疾患					
京门	G25	在第十二肋前端、当腹内、外斜肌及腹横肌中	侧卧，在十二肋端取之	肠鸣洞泄、水道不利、少腹急痛、寒热腹胀、肩背腰髀痛	针5分灸3～7壮
带脉	G26	在侧腰部，当章门穴下1寸8分处，腹内、外斜肌及腹横肌中	侧卧，按取第十一肋骨端直下1寸8分，与脐相平处取之	腰纵足痿、妇人小腹急痛、月经不调、赤白带下、腰胁背痛	针5～8分灸3～7壮
五枢	G27	在髂前上棘前内方，当带脉穴下3寸处	侧卧，从带脉穴下量3寸，当髂前上棘之内缘，前与关元穴相平处取之	疝癖、小腹痛、阴疝、妇人赤白带下、腿股痛	针5～8分灸5～7壮
维道	G28	在髂前上棘前内方，章门穴下5寸3分处	侧卧，从五枢下5分处取之	呃逆不止、阴挺、水肿、少腹痛、赤白带下	针5～8分灸5～7壮
以上季肋下穴位，主治：生育、小溲疾患					
居髎	G29	在张肌阔筋膜前缘，当章门穴下8寸3分处	侧卧，从维道穴斜后下方3寸，当屈腿时股横纹尽处取之	腰引小腹痛、瘫痪痿痹、腿足诸疾、肩引胸臂挛急不得举	针1～1.5寸灸5～15壮
环跳	G30	在髀枢中，臀大肌、梨状肌下缘	侧卧，屈腿时当大转子后陷中取之	腰腿痛、下肢不仁、痿癖、半身不遂、髀枢痛	针1.5～2寸灸5～15壮
风市	G31	在阔筋膜下，股外侧肌中，当膝上7寸外廉两筋间	直立，两手下垂，当中指尖处取之	中风瘫痪、顽麻冷痹、腿膝无力、遍身瘙痒、疠风	针8分～1寸灸3～7壮
中渎	G32	在阔筋膜下，股外侧肌中，当髀骨外，膝上5寸分肉间陷中	屈膝，在膝盖骨外缘上5寸，当风市穴直下2寸处取之	腿膝风痛、筋痹不仁、半身不遂、股外麻木	针5～7分灸5～7壮

穴名	编号	部　　位	取　　穴	主　　治	针灸法
膝阳关	G33	在髂胫束后方、股二头肌腱前方，阳陵泉穴上3寸，犊鼻外陷中	屈膝，阳陵泉穴直上3寸，膝关节外侧横纹上方陷中	风痹不仁、股膝冷痛不可屈伸	针5分禁灸
以上髀股部穴位，主治：下肢股外侧局部及邻近部疾患					
阳陵泉	G34	在腓骨小头前下方、腓骨长短肌陷中	正坐，屈膝垂足，按取膝外侧腓骨小头微前下方陷中取之	偏风半身不遂、足膝冷痹不仁、脚气筋挛、身热黄疸、胁肋痛	针7分至1寸灸5～7壮
阳交	G35	在腓骨长肌和伸趾总肌之间，当外踝上7寸，斜属三阳分肉间	正坐，屈膝垂足，按外踝直上7寸，斜向后方1寸处取之	胸满、面肿喉痹、膝痛足不仁、寒厥惊狂	针5～8分灸5～7壮
外丘	G36	在腓骨长肌附着部，当外踝上7寸处	正坐，屈膝垂足，从外踝直上7寸，与阳陵泉穴直对，在阳交穴前1寸处取之	颈项痛、胸满、痿痹、癫风、恶犬伤毒不出	针5～8分灸5～7壮
光明	G37	在趾长伸肌和腓骨短肌之间，正当足外踝上5寸处	正坐，屈膝垂足，从外踝直上5寸，阳交穴下2寸处取之	目疾、热病汗不出、痿痹坐不能起、足胫热膝痛、身体不仁	针5～7分灸3～7壮
阳辅	G38	在趾长伸肌和腓骨短肌之间，当足外踝上4寸，辅骨前绝骨端微前3分	正坐，屈膝垂足，从外踝上4寸，光明穴下1寸，微前3分处取之	膝下肤肿、百节疼痛、马刀挟瘿、痿痹筋挛、头角痛、喉痹、腰胫痛	针5分灸3～5壮
悬钟	G39	在趾长伸肌和腓骨短肌分歧部，当足外踝上3寸处	正坐，屈膝垂足，外踝直上3寸，当阳辅穴稍后3分，与三阴交穴相对处取之	腹胀满不食、喉痹、咳逆、中风虚劳、颈项痛、腰膝痛、脚气	针5分灸3～5壮
丘墟	G40	在趾短伸肌起点，当足外踝下微前陷中	正坐，垂足踏地，从第四趾直上，外踝之前下方，外踝骨和骰骨之间陷中取之	胸胁满痛、目生翳膜、寒热颈肿、久疟、痿厥、髀枢中痛	针5分灸3～5壮

穴名	编号	部　位	取　穴	主　治	针灸法
足临泣	G41	在第四跖骨间隙后部,当小趾次趾本节后陷中,去侠溪穴1寸5分	正坐,垂足踏地,按取小趾次趾本节后,当第四、第五跖骨结合部前方	胸满气喘、目眩心痛、马刀疬、痎疟日两发、月经不利、季胁支满、乳痈、偏头痛	针3～5分灸3壮
地五会	G42	在第四、五跖骨间腔的前端部,第五趾长伸肌腱之前,当小趾次趾本节后陷中	正坐,垂足踏地,在第四、五跖骨之间,临泣穴下5分,侠溪穴上1寸处取之	腋痛、内损吐血、足外无膏脂、乳痈	针3～4分禁灸
侠溪	G43	在第四趾的趾跖关节前外侧,第四、五趾长伸肌腱之间,当足小趾、次趾两歧骨间本节前陷中	正坐,垂足踏地,当第四、五趾缝上5分处取之	胸胁支满、寒热病汗不出、目赤、颔肿、胸痛、耳聋	针2～3分灸3壮
足窍阴	G44	在第四趾骨第三节外侧爪廓旁,当足小趾次趾端去爪甲角如韭叶	正坐,垂足踏地,于第四趾端外侧爪甲角1分许取之	胁痛、咳逆不得息、手足烦热汗不出、痈疽、口干苦、头痛、喉痹、舌强、耳聋	针1分灸1～3壮

以上膝下穴位,主治:侧头、目、耳、项、胸、胁部疾患以及下肢局部病

本经脉长八尺,少血多气,寄于甲木,子时(夜间23时至凌晨1时)注此,左右各四十四穴。

十二、足厥阴肝经循行分布及其病候

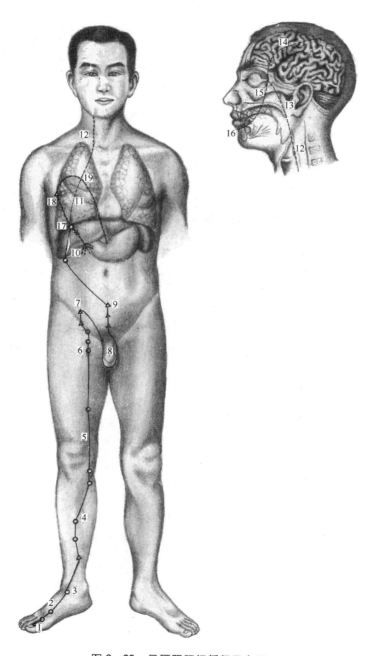

图 2 - 28 足厥阴肝经循行示意图

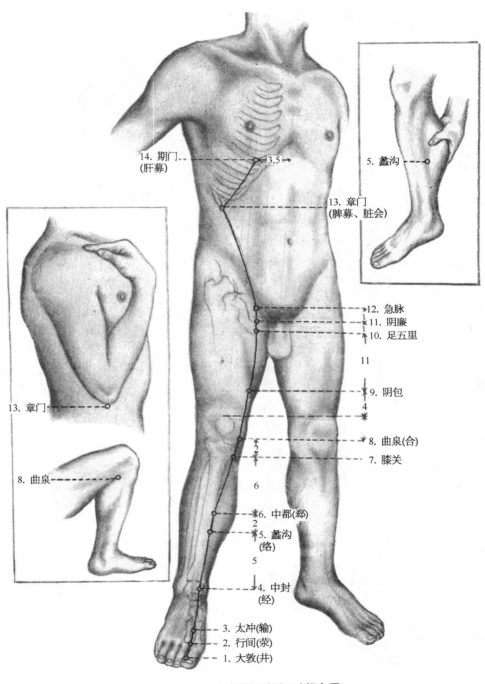

14. 期门
(肝募)

3.5

5. 蠡沟

13. 章门
(脾募、脏会)

13. 章门

8. 曲泉

12. 急脉
11. 阴廉
10. 足五里
11
9. 阴包
4
8. 曲泉(合)
7. 膝关
2
6
6. 中都(郄)
2
5. 蠡沟
(络)
5
4. 中封
(经)
3. 太冲(输)
2. 行间(荥)
1. 大敦(井)

图 2－29　足厥阴肝经(Liv)经穴图

[循行分布]

① 本经起于跗趾丛毛处的大敦穴,和足少阳经相接;② 沿足背上缘,过行间、太冲穴;③ 到内踝前1寸处的中封穴,上行经脾经的三阴交穴,和足太阴、足少阴相会,历蠡沟、中都穴;④ 在内踝上8寸处,交叉到足太阴的后方;⑤ 经膝关节到膝腘内缘的曲泉穴;⑥ 上行沿股内侧,过阴包、足五里、阴廉、急脉穴;⑦ 折交足太阴经的冲门穴(足太阴、厥阴之会)、府舍穴(足太阴、阴维、足厥阴之会)而入毛中;⑧ 环绕阴器,左右相贯;⑨ 而抵小腹任脉的曲骨穴(任脉、足厥阴之会),上过中极、关元穴(均属任脉,为任脉及足三阴之会),复沿章门穴(足厥阴、少阳之会,带脉脉气所发);⑩ 挟胃两旁,过期门穴(足太阴、厥阴,阴维之会)属于肝脏,联络胆腑;⑪ 上行贯穿膈肌,分布于胁肋;⑫ 沿喉咙后面;⑬ 入上腭内,联于眼球入脑处的脉络;⑭ 上行出额部和督脉交会于巅顶;⑮ 其中分出的一支,从眼球入脑处的脉络下行,经颊里;⑯ 环绕口唇之内;⑰ 另一条支脉,从肝脏贯穿膈肌;⑱ 经手厥阴的天池穴(手足厥阴、少阳之会);⑲ 注于肺中,下行至中焦,在中脘穴附近,和手太阴相接。(本段中序号与图2-28中序号相对应)

[病候解释]

若本经的脉气有所变动,经病传肝,肝病不能淫气于筋,则循脉所过处少腹部的筋肉发生拘急,结果牵连腰部作痛,不能前后俯仰,有如张弓弩弦之状,这就是足厥阴腰痛的特征。又因厥阴之筋,结于阴器而络诸筋,厥阴虚则系睾之筋纵缓,故男子就发生㿗疝。如木郁气滞,脉气不行,在女子就会少腹部肿胀。严重时肝火升逆,经气不能上济于喉,就会咽干。肝血不足,面部如蒙了一层灰尘一样而没有光泽。

本经为肝脏的经脉,所以主肝。它所生的疾病:若肝病而厥阴之气不行,则因脉贯胸膈,可以发生胸中满闷。木实侮土,则可发生呕逆和洞泄。肝虚经病,也可发生狐疝,甚则遗尿不禁。倘肝邪入传经脉,常致小便不通。

表2-12 足厥阴肝经(Liv)经穴表

穴名	编号	部 位	取 穴	主 治	针灸法
大敦	Liv1	在跗趾外侧,爪廓后,去爪甲角如韭叶,三毛中	正坐,垂足踏地,在足大趾外侧爪甲角1分许取之	卒心痛汗出、腹胀肿满、喜寐、五淋、疝气、小便频数不禁、阴痛、阴挺、血崩、尸厥	针1分灸1~5壮

穴名	编号	部　位	取　穴	主　治	针灸法
行间	Liv2	在踇趾与次趾趾跖关节前，当趾动脉陷者中	正坐，垂足踏地，在踇趾与次趾趾缝后约 5 分处取之	呕逆咳血、心胸痛、腹胁胀满、中风、口干烦渴、瞑不欲视、目中泪出、太息、癫疾、痎疟、洞泄、遗尿、癃闭、崩漏、白浊、寒疝、惊风	针 2～3 分灸 3～5 壮
太冲	Liv3	在第一、第二跖骨的骨间腔中，踇长伸肌腱的外缘，当踇趾本节后 1 寸 5 分陷中	正坐，垂足踏地，自踇趾与次趾趾缝间上按至歧骨相接处取之	虚劳呕血、嗌干、胸胁满、少腹胀、太息、腰引少腹痛、大便难、阴痛、遗尿、癃闭、疝气、溏泄、马刀疡瘰、胫酸踝痛、月水不通、漏血、小儿卒疝	针 3～4 分灸 3～5 壮
中封	Liv4	在舟骨结节上方，胫骨前肌腱内侧，当足内踝前 1 寸陷中	正坐，垂足踏地，当足内踝前 1 寸，商丘穴与解溪穴之间取之	痎疟、太息、五淋、大便难、少腹肿痛、黄疸、不欲食、足软冷、身体不仁、寒疝、失精、阴缩入腹、痿厥筋挛	针 3～5 分灸 3～5 壮
蠡沟	Liv5	在胫骨内侧缘，当足内踝上 5 寸处	正坐垂足，从足内踝直上 5 寸，直对中封穴处取之	疝痛、小腹满痛、癃闭、脐下积气、足胫寒屈伸难、腰背拘急、肝胀胁痛、月经不调、赤白带下	针 2～3 分灸 1～3 壮
中都	Liv6	在胫骨内侧缘中部，与比目鱼肌之间，当足内踝上 7 寸骺骨中	正坐垂足，从足内踝直上 7 寸，当蠡沟穴上 2 寸处取之	肠澼、癲疝小腹痛、湿痹、足热胫寒、妇人崩中，产后恶露不绝	针 2～3 分灸 1～3 壮
膝关	Liv7	在胫骨内髁后下方腓肠肌内侧头上部，当犊鼻内下 2 寸旁陷中	正坐屈膝，从内膝眼下 2 寸，当胫骨内侧后缘，阴陵泉穴后约 1 寸处取之	风痹膝内肿痛、不可屈伸、寒湿走注、白虎历节痛风、咽喉肿痛	针 5～7 分灸 3～5 壮
曲泉	Liv8	在股骨内髁的后缘，半膜肌，半腱肌止点前方，当膝内辅骨下，大筋上、小筋下陷者中	正坐屈膝，于膝内侧腘窝横纹端取之	癲疝、阴股痛、小便难、泄痢脓血、膝痛筋挛、风劳失精、阴茎痛、阴挺、阴痒、血瘕	针 5～7 分灸 3～7 壮

穴名	编号	部 位	取 穴	主 治	针灸法
阴包	Liv9	在股内侧半膜肌之前缘,股薄肌之下方,内收长肌之下后缘,当膝上4寸股内廉两筋间	正坐垂足,从膝内辅骨上4寸,当股内廉两筋间取之	腰尻引少腹痛、小便难、遗尿、月水不调	针5～7分灸3～7壮
足五里	Liv10	在耻骨结节下方,内收长肌的外侧缘,耻骨肌的内缘,当阴廉穴下,去气冲穴3寸,阴股动脉中	仰卧伸足,从气冲穴旁外5分,下量3寸处取之	肠风热闭不得溺、风劳嗜卧	针5～7分灸3～5壮
阴廉	Liv11	在耻骨结节下方,内收长肌的外侧缘,耻骨肌的内缘,当羊矢穴下,去气冲穴2寸,阴股动脉中	仰卧伸足,从气冲穴旁外5分,下量2寸处取之	妇人不妊、月经不调、腿股痛	针5～7分灸3～5壮
以上下肢穴位,主治:生育、大小便、肝脏疾患为主,肠疾患次之					
急脉	Liv12	在耻骨结节外下方,提睾肌(男)或子宫圆韧带(女)通过处,当阴上两旁相去中线2寸5分处	仰卧,从耻骨联合之中点外量2寸5分,当腹股沟处取之	癞疝股痛、阴茎痛、阴挺	不针灸3～5壮
章门	Liv13	在第十一肋端,腹内、外斜肌及腹横肌中	侧卧,屈上腿,肘尖尽处,当十一浮肋端取之	两胁积气、肠鸣、食不化、两胸胁痛、烦热支满、呕吐、咳喘不得卧、瘦弱泄泻、四肢懈惰、腰脊冷痛	针5～8分灸3～7壮
期门	Liv14	在第六、第七肋骨之间,当乳下二肋端,不容穴旁开1寸5分处	正坐或仰卧,从乳头下数二肋,不容穴旁开1寸5分处取之	伤寒过经不解、女子热入血室、奔豚上下、目青而呕、霍乱泄痢、胸胁积痛、呕酸善噫、食不下	针3分灸3～5壮
以上胁腹部穴位,主治:胃肠、胸、胁疾患为主,生育疾患次之					

本经脉长六尺五寸,多血少气,寄于乙木,丑时(凌晨1～3时)注此,左右各十四穴。

十三、任脉循行分布及其病候

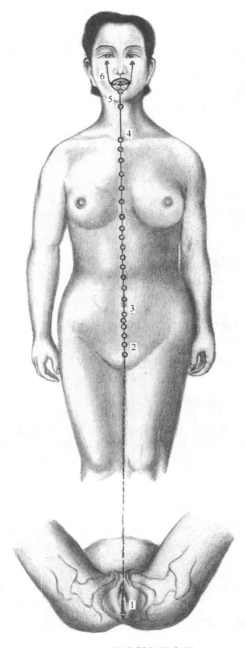

图 2 - 30　任脉循行示意图

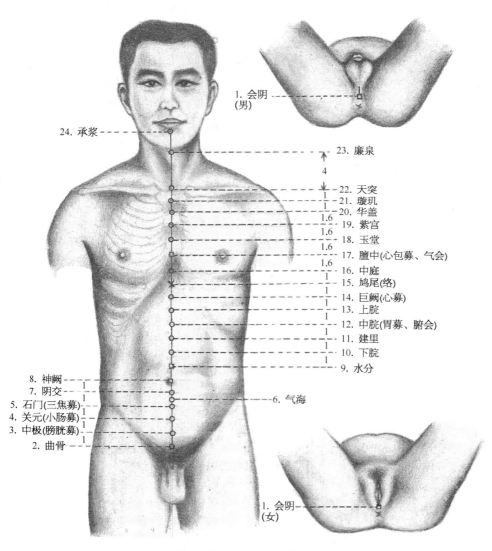

1. 会阴
（男）

24. 承浆

23. 廉泉

↑
4
↓

22. 天突
1
21. 璇玑
1.6
20. 华盖
1.6
19. 紫宫
1.6
18. 玉堂
1.6
17. 膻中(心包募、气会)
1.6
16. 中庭
1
15. 鸠尾(络)
14. 巨阙(心募)
13. 上脘
12. 中脘(胃募、腑会)
11. 建里
10. 下脘
1
9. 水分

8. 神阙
1
7. 阴交
1
6. 气海
5. 石门(三焦募)
1
4. 关元(小肠募)
1
3. 中极(膀胱募)
1
2. 曲骨
1

1. 会阴
（女）

图 2-31 任脉(CV)经穴图

[循行分布]

① 本脉外行体表的部分,起于中极之下的会阴穴处,前沿曲骨穴(任脉、足厥阴之会);② 以上毛际,至中极穴;③ 行腹里,过关元(足三阴、任脉之会)、石门、气海穴,到阴交穴(任脉、冲脉、足少阴之会),经脐中的神阙穴,上过水分、下脘(足太阴、任脉之会)、建里、中脘(手太阳、少阳,足阳明,任脉之会)、上脘(任脉、足阳明、手太阳之会)、巨阙、鸠尾、中庭穴而到膻中穴(足太阴、少阴,手太阳、少阳,任脉之会)、上行经玉堂、紫宫、华盖、璇玑穴;④ 至咽喉天突(阴维、任脉之会)、廉泉(阴维、任脉之会)穴;⑤ 再上颏部,过承浆穴(任脉、督脉、手足阳明之会)环绕口唇,上到督脉经的龈交穴(任脉、督脉、足阳明之会);⑥ 分行循面上连两目下中央交足阳明、阳跷脉于承泣穴(任脉、足阳明、阳跷之会)。(本段中序号与图 2-30 中序号相对应)

[病候解释]

本脉起自前阴,上行毛际和腹里,所以经脉有病,在男子易患七疝,在女子易患赤白带下和癥瘕积聚,这都是因其经脉所过而致的疾病。

表 2-13 任脉(CV)经穴表

穴名	编号	部 位	取 穴	主 治	针灸法
会阴	CV1	在球海绵体的中央,当两阴之间	仰卧,屈膝露臀,男子于阴囊横纹与肛门之间取之,女子于大阴唇后联合部与肛门之间取之	阴汗、阴中诸病、不得大小便、女子阴门痛、月经不通、溺死、癫狂	针3~7分《针灸大成》:禁针灸3~5壮
曲骨	CV2	在耻骨联合上缘,当横骨上中极穴下1寸毛际陷中	仰卧,从脐孔边缘至耻骨上缘作5寸,量脐下5寸少腹横纹中央取之	小腹胀满、小便淋涩、血癃、癥疝、小腹痛、失精虚冷、赤白带下	针5~10分灸7~15壮
中极	CV3	在腹白线中,当脐下4寸处	仰卧,于脐下4寸曲骨穴上1寸处取之	阳气虚惫、失精无子、腹中脐下结块、水肿奔豚、疝瘕五淋、小便赤不利、妇人下元虚冷、血崩白浊、产后恶露不止、胎衣不下、经闭不通、血结成块、子门肿痛、转脬不得小便	针5~10分灸七至数十壮

穴名	编号	部 位	取 穴	主 治	针灸法
关元	CV4	在腹白线中,当脐下3寸处	仰卧,于脐下3寸中极穴上1寸处取之	诸虚百损、脐下绞痛、遗精白浊、五淋七疝、溲血、小便赤涩、转胞不得溺、妇人带下瘕聚、经水不通、不妊或妊娠下血、产后恶露不止、血冷月经断绝	针5～10分灸7～100壮
石门	CV5	在腹白线中,当脐下2寸处	仰卧,于脐下2寸关元穴上1寸处取之	腹胀坚硬、水肿气淋、小便赤不利、小腹痛、泄泻、身寒热、咳逆上气、呕血、卒疝疼痛、产后恶露不止、崩中漏下、血淋	针5～10分,妇人禁针、禁灸,不幸,令人绝子灸7～15壮
气海	CV6	在腹白线中,当脐下1寸5分处	仰卧,在脐下1寸5分,当脐与关元穴连线之中点处取之	下焦虚冷、呕吐不止、阳虚不足、惊恐不卧、奔豚七疝、癥瘕结块、脐下冷气、阳脱欲死、阴证伤寒阴缩、四肢逆冷、小便赤涩、羸瘦白浊、妇人赤白带下、月经不调、产后恶露不止绕脐痛、小儿遗尿	针5～10分灸7～15壮
阴交	CV7	在腹白线中,当脐下1寸处	仰卧,在脐下1寸石门穴上1寸处取之	腹痛冲心不得小便、疝痛、阴汗湿痒、奔豚、腰膝拘挛、妇人月事不调、崩中带下、阴痒、产后恶露不止绕脐痛	针5～10分灸7～15壮
以上下腹部穴位,主治:生育、小溲疾患,兼有强壮全身作用					
神阙	CV8	当脐之中央部	仰卧,在脐之正中取之	阴证伤寒、中风脱证、腹中虚冷、肠鸣泄泻、水肿鼓胀、小儿乳痢脱肛、风痛角弓反张、妇人血冷不受胎	禁针灸7～200壮,填盐灸

111

穴名	编号	部　位	取　穴	主　治	针灸法
水分	CV9	在腹白线中,当下脘下1寸脐上1寸处	仰卧,在脐上1寸取之	水肿腹坚如鼓,绕脐痛,肠鸣泄痢,小便不通	针5~10分,水肿者禁针 灸7~15壮
下脘	CV10	在腹白线中,当建里穴下1寸脐上2寸处	仰卧,在脐上2寸取之	胃寒谷不化、癖块连脐、瘦弱少食、反胃、肠鸣	针5~10分 灸5~15壮
建里	CV11	在腹白线中,当中脘下1寸脐上3寸处	仰卧,在脐上3寸取之	腹胀身肿、心痛上气、肠鸣、呕逆不食	针5~10分 灸5~15壮
中脘	CV12	在腹白线中,当上脘下1寸脐上4寸处	仰卧,在脐上4寸取之	心下胀满、伤饱食不化、五膈五噎、反胃不食、心脾烦热疼痛、积聚、痰饮、面黄、伤寒饮水过多、腹胀气喘、温疟、霍乱吐泻、寒热不已、奔豚、伏梁	针7~10分 灸5~15壮
上脘	CV13	在腹白线中,当巨阙穴下1寸脐上5寸处	仰卧,于中脘穴上行1寸取之	心痛烦热、腹中雷鸣、饮食不化、反胃呕吐、奔豚、伏梁、气胀、积聚、黄疸	针5~10分 灸7~15壮
巨阙	CV14	在腹白线中,当鸠尾穴下1寸处	仰卧,于鸠尾穴下1寸,当脐上6寸取之	咳逆胸满、九种心疼、蛔痛、痰饮咳嗽、恍惚发狂、黄疸、中膈不利、呕血、吐痢、癫痫	针3~5分 灸3~7壮
鸠尾	CV15	在腹白线中	仰卧,令患者两手抱头,从脐孔上量7寸,在岐骨下1寸蔽骨下5分取之	心惊悸、神气耗散、癫痫、发狂病	针3~5分 灸3~5壮 《甲乙经》《千金方》:禁刺灸

以上腹部穴位,主治:胃肠疾患为主,其次为脑疾患

穴名	编号	部　位	取　穴	主　治	针灸法
中庭	CV16	在胸骨体和剑突交界处，当膻中穴下1寸6分陷中	正坐或仰卧，在膻中穴下1寸6分循第五肋间隙按至胸骨中央取之	胸胁支满、噎塞吐逆、食入还出、小儿吐乳	针3分灸3～5壮
膻中	CV17	在左右第四肋间隙相对处胸骨体中，正当玉堂穴下1寸6分横两乳间陷中	正坐或仰卧，于正胸中两乳间取之，妇女按取第四肋间隙两胸骨中央取之	一切气病、痰嗽喘哮、咳逆噫气、膈食反胃、肺痛、妇人少乳	针3分《铜人腧穴针灸图经》《明堂灸经》：禁针灸3～5壮
玉堂	CV18	在胸骨体中点，紫宫穴下1寸6分陷中	正坐或仰卧，按左右第三肋间内端之中间膻中穴上1寸6分取之	胸膺满痛、心烦咳逆、上气喘急、喉痹咽雍水浆不入、呕吐寒痰	针3分灸3～5壮
紫宫	CV19	在胸骨体上，当华盖穴下1寸6分陷中	正坐或仰卧，按第二肋间内端中间取之	胸胁支满、喉痹咽雍、咳逆上气、吐血烦心	针3分灸3～5壮
华盖	CV20	在胸骨柄和胸骨体间，当璇玑穴下1寸陷中	正坐或仰卧，于璇玑穴下方约1寸陷中，准对第二肋骨端中央取之	咳逆喘急、哮嗽、喉痹、胸胁满痛、水浆不下	针3分灸3～5壮
璇玑	CV21	在胸骨切迹中央，左右胸锁乳突肌之间，正当天突穴下1寸陷中	正坐或仰卧，从天突穴下1寸，当左右第一肋骨端之中央取之	胸胁满、咳逆上气、喘不能言、喉痹咽肿、水浆不下	针3分灸5壮
以上胸部穴位，主治：胸部疾患为主，其次为食管疾患					
天突	CV22	在胸骨切迹上际之中央，左右胸锁乳突肌间，当璇玑穴上行1寸喉结下宛宛中	仰头或仰卧，在璇玑穴上1寸，当胸骨切迹之上缘，缺盆中央陷凹处取之	上气哮喘、咳嗽、喉痹咽肿、暴瘖、五噎、身寒热、咽干、舌下急	针10分，先直针入2～3分，然后针尖向下斜刺而入灸3～7壮

穴名	编号	部　　位	取　　穴	主　　治	针灸法
廉泉	CV23	在结喉上方左右胸骨、舌骨肌之间，当颔下喉结上中央陷中	仰头或仰卧，按取结喉上方，颈横纹中央之微下凹陷处取之	咳嗽喘息、吐沫舌纵、舌下肿难言、舌根急缩不食、涎出口疮	针2～3分灸3～5壮
以上颈部穴位，主治：舌及咽喉部疾患					
承浆	CV24	在下唇方肌和颏肌间，正当颐前下唇之下宛宛中	正坐开口，在颐唇沟之中央陷者中取之	偏风半身不遂、口眼㖞斜、口噤不开、暴瘖不能言、七疝、瘕聚	针2～3分灸3～5壮
以上唇部穴位，主治：口齿部疾患					

　　本脉脉长四尺五寸，为诸阴之海，计二十四穴。

十四、督脉循行分布及其病候

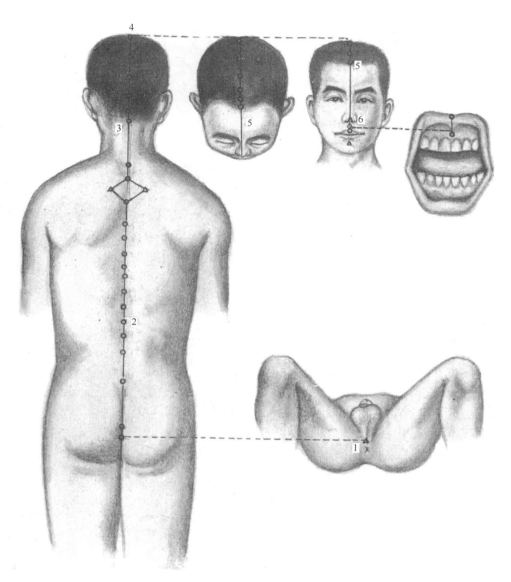

图 2-32　督脉循行示意图

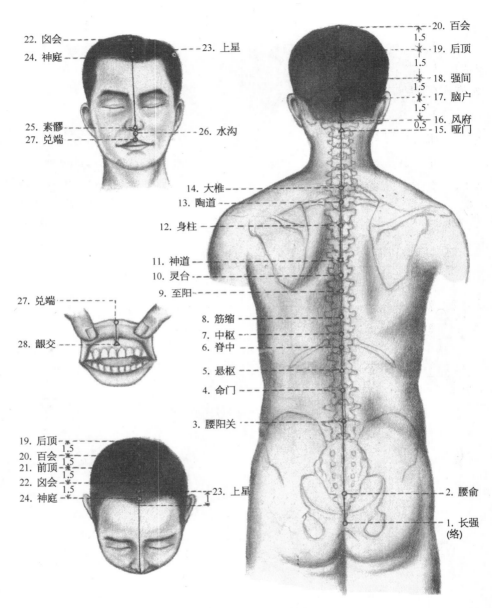

22. 囟会　　　　　　　　　23. 上星
24. 神庭

25. 素髎　　　　　　　　　26. 水沟
27. 兑端

27. 兑端

28. 龈交

19. 后顶
20. 百会
21. 前顶
22. 囟会
24. 神庭

23. 上星

20. 百会
1.5
19. 后顶
1.5
18. 强间
1.5
17. 脑户
1.5
16. 风府
0.5
15. 哑门

14. 大椎
13. 陶道
12. 身柱
11. 神道
10. 灵台
9. 至阳
8. 筋缩
7. 中枢
6. 脊中
5. 悬枢
4. 命门
3. 腰阳关

2. 腰俞

1. 长强
(络)

图 2-33　督脉(GV)经穴图

116

[循行分布]

① 本脉外行于体表的部分,起于会阴部(任、督、冲三脉之会);② 经尾间骨端的长强穴(足少阴、少阳之会),并经脊里而上行,沿腰俞、腰阳关、命门、悬枢、脊中、中枢、筋缩、至阳、灵台、神道、身柱穴,而分行至足太阳经的风门穴(督脉、足太阳之会),再重复会合于陶道穴(督脉、足太阳之会),上经大椎穴(手足三阳、督脉之会),过哑门穴(督脉、阳维之会);③ 上至风府穴(足太阳、阳维、督脉之会)入脑,循脑户(督脉、足太阳之会)、强间、后顶穴;④ 上巅而到百会穴(督脉、足太阳之会),过前顶、囟会、上星穴;⑤ 至神庭(督脉、足太阳、阳明之会),循额;⑥ 下至鼻柱,经素髎到水沟穴(督脉、手足阳明之会),过兑端穴,至龈交穴(任脉、督脉、足阳明之会)和任脉相接于承浆穴。(本段中序号与图 2-32 中序号相对应)

[病候解释]

本脉主要的疾病是脊柱强直,角弓反张。若寒湿之邪久郁于内,化而为热,复为客寒之气触引,以致经气并冲任二脉逆而上行,从少腹上冲心脏作痛,不能大小便,就是冲疝病。在女子若兼冲任脉虚就不能怀孕,或者为癃闭、痔疾、遗溺、咽干等病证。

表 2-14　督脉(GV)经穴表

穴名	编号	部　位	取　穴	主　治	针灸法
长强	GV1	在尾骨下,肛门尾骨韧带的当中,即尾骨尖和肛门外括约肌中	跪伏,按取尾骨端下 3 分处取之	腰脊强急、大小便难、肠风下血、脱肛泻血、五痔、五淋、洞泄、失精、小儿囟陷、惊痫瘛疭	针 5～8 分 灸 3～7 壮
腰俞	GV2	在骶骨裂孔处,即当二十一椎节下间	伏卧,按取骶骨第四假椎之下、隙缝间取之	腰脊重痛、妇人经闭、腰以下冷、温疟无汗、淋浊溺赤	针 3～5 分 灸 3～7 壮
腰阳关	GV3	在第四、五腰椎棘突间,腰背筋膜,棘上韧带及棘间韧带处,即当第十六椎节下间	伏卧,按取第十六椎节之下,即第四、五腰椎棘突之间陷中取之	风痹不仁、筋挛不行、遗精白浊、经病带下、腰膝酸痛	针 3～5 分 灸 3～7 壮

117

穴名	编号	部　位	取　穴	主　治	针灸法
命门	GV4	在第二、第三腰椎棘突间，腰背筋膜、棘上及棘间韧带处，即当第十四椎节下间	伏卧，按取第十四椎节之下，即第二、第三腰椎棘突之间陷中取之	肾虚腰痛、赤白带下、泄精、耳鸣、手足冷痹、头痛身热、骨蒸潮热、久痔、痃疟、瘰疬、里急腹痛	针3～5分灸3～7壮
以上尾骶至14椎穴位，主治：脑、肠、生育、小溲病及腰脊局部病						
悬枢	GV5	在第一、第二腰椎棘突间，腰背筋膜、棘上及棘间韧带处，即当第十三椎节下间	伏卧，按取第十三椎节之下，即第一、第二腰椎棘突间陷中取之	腰脊强不得俯仰、腹中积气上下疼痛、水谷不化、泻痢不止	针3～5分灸3～7壮
脊中	GV6	在第十一、第十二胸椎棘突间，腰背筋膜、棘上及棘间韧带处，即当第十一椎节下间	伏卧，按取第十一椎节之下，即第十一、第十二胸椎棘突间陷中取之	风痫癫邪、腹满不食、五痔、积聚下痢、小儿脱肛、反胃、黄疸	针3～5分禁灸
中枢	GV7	在第十、第十一胸椎棘突间，腰背筋膜、棘上及棘间韧带处，即当第十椎节下间	伏卧，按取第十椎节之下，即第十、第十一胸椎棘突间陷中取之	腰痛不得俯仰、身黄腹满、四肢寒热、食呕舌直、视力减退	针3～5分灸3～5壮
筋缩	GV8	在第九、第十胸椎棘突间，腰背筋膜、棘上及棘间韧带处，即当第九椎节下间	伏卧，按取第九椎节之下，即第九、第十胸椎棘突间陷中取之	癫疾惊狂、脊强风痫、目上视	针3～5分灸3～5壮
以上9～13椎穴位主治：脑及肠胃病、腰脊局部病						
至阳	GV9	在第七、第八胸椎棘突间，腰背筋膜、棘上及棘间韧带处，即当第七椎节下间	伏卧或正坐，略向前俯，按取第七椎节之下，即第七、第八胸椎棘突间陷中取之	腰脊强痛、胃寒不食、少气难言、胸胁支满、羸瘦身黄、四肢乏力	针3～5分灸3～5壮
灵台	GV10	在第六、第七胸椎棘突间，腰背筋膜、棘上及棘间韧带处，即当第六椎节下间	伏卧或正坐，略向前俯，按取第六椎节之下，即第六、第七胸椎棘突间陷中取之	喘不得卧、风冷久嗽、腰脊强痛	针3～5分，一云禁针灸3～5壮

续 表

穴名	编号	部　　位	取　　穴	主　　治	针灸法
神道	GV11	在第五、第六胸椎棘突间,腰背筋膜、棘上及棘间韧带处,即当第五椎节下间	伏卧或正坐略向前俯,按取第五椎节之下,即第五、第六胸椎棘突间陷中取之	伤寒头痛、寒热往来、疟疾、悲愁、健忘、惊悸、小儿瘛疭、腰背痛	针3～5分,一云禁针灸3～5壮
身柱	GV12	在第三、第四胸椎棘突间,腰背筋膜、棘上及棘间韧带处,即当第三椎节下间	正坐略俯,按取第三椎节之下,即第三、第四胸椎棘突间陷中取之	腰背痛、癫疾狂走、身热瘛疭、妄言见鬼、小儿惊痫、虚劳咳嗽、气喘、疲乏	针3～5分灸5～10壮
陶道	GV13	在第一、第二胸椎棘突间,腰背筋膜、棘上及棘间韧带处,即当第一椎节下间	正坐俯头,按取第一椎节之下,即第一、第二胸椎棘突间陷中取之	疟疾寒热、喘咳、头重目瞑、脊强项拔、精神恍惚	针3～5分灸3～7壮
大椎	GV14	在第七颈椎与第一胸椎棘突间,棘上及棘间韧带处,即当第一椎节之上陷中	正头俯头,当平肩正中点,即第七颈椎与第一胸椎棘突间陷中取之	五劳七伤、骨蒸盗汗、疟疾、肺胀喘咳、颈项强痛、不得回顾,背膊拘急	针3～5分灸5～10壮
以上1～7椎穴位,主治:脑、肺、发热、脊背病					
哑门	GV15	在第一、第二颈椎之间,当项后正中线入发际5分宛宛中	正坐俯头,在项后正中线入发际5分处取之	聋哑舌强、颈项强急、衄血不止、脊强反折、癫疾瘛疭、头风寒热、风痉	针3～5分禁灸
风府	GV16	在枕骨与第一颈椎之间,当项后正中线入发际1寸处	正坐俯头,在项后正中线入发际1寸处取之	中风舌缓、暴瘖不语、偏风、伤风、头痛项急、目眩反视、癫狂	针3～5分禁灸
以上项部穴位,主治:脑、头、项、舌疾患					
脑户	GV17	在枕外隆凸上缘,左右枕骨肌之间,正当枕骨上、强间穴后1寸5分处	正坐,从风府穴上1寸5分,当枕骨粗隆之上缘取之	头重项痛、口喑、羊痫、目不能眴	不宜针灸1～3壮
强间	GV18	在矢状缝和人字缝交界处,帽状腱膜中,当后顶穴后1寸5分处	正坐,从脑户穴上1寸5分,即后发际上4寸处取之	头痛项强、目眩脑旋、烦心、呕吐涎沫、狂走	针2～3分灸3～5壮

穴名	编号	部　位	取　穴	主　治	针灸法
后顶	GV19	在顶骨矢状缝后段，帽状腱膜中，百会穴后1寸5分处	正坐，从强间穴上1寸5分，即后发际上5寸5分处取之	颈项强急、颅额上痛、偏头痛、目眩、恶风	针2～3分　灸3～5壮
百会	GV20	在顶骨矢状缝的中点，帽状腱膜中，当前顶穴后1寸5分，正当顶中央	正坐，从两耳尖直上，当头顶之正中处取之	头风头痛、耳聋、鼻塞、鼻衄、中风语塞、口噤、善悲、风痫卒厥、惊悸健忘、痎疟、脱肛、阴挺	针2～3分　灸3～5壮
前顶	GV21	在顶骨矢状缝前段，帽状腱膜中，正当囟会穴后1寸5分处	正坐，从百会穴前1寸5分，前发际后3寸5分处取之	头风目眩、额面赤肿、小儿惊痫、鼻流清涕、颈项疼痛	针2～3分　灸3～5壮
囟会	GV22	在冠状缝和矢状缝交界处，帽状腱膜中，正当上星穴后1寸处	正坐，从前发际后2寸，百会穴前3寸处取之	头风肿痛、脑虚、风痫、鼻衄、鼻塞	针2～3分，小儿禁针　灸3～5壮
上星	GV23	在额骨部，左右额肌交界处，当颅上中央直鼻入发际1寸	正坐，从前发际后1寸处取之	头风头痛、痎疟、鼻血、鼻塞、目眩睛痛、头皮肿痛	针2～3分　灸3～5壮
神庭	GV24	在额骨部，左右额肌交界处，当颅上中央直鼻入发际5分	正坐，从鼻准直上入发际5分处取之	癫痫、发狂、头风、鼻渊、泪出、惊悸不安	禁针　灸5壮
以上头部穴位，主治：脑及五官疾患					
素髎	GV25	在鼻尖软骨中，当鼻端准头上	正坐，于鼻尖端取之	酒渣鼻、鼻塞、衄血	针1～2分　禁灸
水沟	GV26	在鼻下，人中沟上三分之一处，当口轮匝肌中	正坐，于鼻唇沟上三分之一处沟中央取之	中风口噤、不省人事、癫痫卒倒、口眼喝斜、消渴多饮、风水面肿、瘟疫、腰脊强痛	针1～2分　禁灸
兑端	GV27	在上唇结节与皮肤的移行部，正当唇上端	正坐，在上唇尖端，即当红唇与皮肤相接处取之	癫痫吐沫、齿龈肿痛、口疮、口噤	针1～2分　禁灸

陆瘦燕朱汝功　针灸腧穴图谱

续　表

穴名	编号	部　位	取　穴	主　治	针灸法
龈交	GV28	在上唇里面,唇系带中央,当唇内齿上龈缝中	正坐仰头,或仰卧,翻开上唇,于上唇内两门牙缝中上行约3分,龈肉微有陷凹处取之	面赤心烦、鼻生息肉、头额痛、颈项强、目赤多眵、牙疳肿痛	针1~2分 禁灸
以上口鼻部穴位,主治:脑、鼻、口、齿病					

本经脉长四尺五寸,为诸阳之海,计二十八穴。

附1: 特定穴表

表2-15　五(本)输穴表

阳　经						五行属性	五输穴名称	五行属性	阴　经					
三焦经(相火)	胃经(戊土)	小肠经(丙火)	胆经(甲木)	膀胱经(壬水)	大肠经(庚金)				肝经(乙木)	心经(丁火)	脾经(己土)	肺经(辛金)	肾经(癸水)	心包经(相火)
关冲	厉兑	少泽	足窍阴	至阴	商阳	庚金	井 / 所出	乙木	大敦	少冲	隐白	少商	涌泉	中冲
液门	内庭	前谷	侠溪	足通谷	二间	壬水	荥 / 所溜	丁火	行间	少府	大都	鱼际	然谷	劳宫
中渚	陷谷	后溪	足临泣	束骨	三间	甲木	输 / 所注	己土	太冲	神门	太白	太渊	太溪	大陵
阳池	冲阳	腕骨	丘墟	京骨	合谷	阳经原附于经 属火性	原	阴经以俞为原 属土性	太冲	神门	太白	太渊	太溪	大陵
支沟	解溪	阳谷	阳辅	昆仑	阳溪	丙火	经 / 所行	辛金	中封	灵道	商丘	经渠	复溜	间使
天井	足三里	小海	阳陵泉	委中	曲池	戊土	合 / 所入	癸水	曲泉	少海	阴陵泉	尺泽	阴谷	曲泽

121

表 2-16　俞募络郄穴表

经名别＼穴	手太阴肺经	手阳明大肠经	足阳明胃经	足太阴脾经	手少阴心经	手太阳小肠经	足太阳膀胱经	足少阴肾经	手厥阴心包经	手少阳三焦经	足少阳胆经	足厥阴肝经	督脉	任脉	阴跷脉	阳跷脉	阴维脉	阳维脉
俞穴	肺俞	大肠俞	胃俞	脾俞	心俞	小肠俞	膀胱俞	肾俞	厥阴俞	三焦俞	胆俞	肝俞	—	—				
募穴	中府	天枢	中脘	章门	巨阙	关元	中极	京门	膻中	石门	日月	期门	—	—				
络穴	列缺	偏历	丰隆	公孙	通里	支正	飞扬	大钟	内关	外关	光明	蠡沟	长强	鸠尾	—	—		
郄穴	孔最	温溜	梁丘	地机	阴郄	养老	金门	水泉	郄门	会宗	外丘	中都	—	—	交信	跗阳	筑宾	阳交

表 2-17　八 会 穴 表

脏会	腑会	气会	血会	脉会	髓会	筋会	骨会
章门	中脘	膻中	膈俞	太渊	绝骨	阳陵泉	大杼

表 2-18　六府下合穴表

腑名	大肠	小肠	三焦	胃	胆	膀胱
穴名	上巨虚	下巨虚	委阳	足三里	阳陵泉	委中

表 2-19　八脉交会八穴表

公孙、内关　通于　冲脉、阴维脉　合于胃、心、胸，主以上部位疾病

后溪、申脉　通于　督脉、阳跷脉　合于目内眦、颈、项、耳、肩膊、小肠、膀胱，主以上部位疾病

足临泣、外关　通于　带脉、阳维脉　合于目锐眦、耳后、颊、颈、肩，主以上部位疾病

列缺、照海　通于　任脉、阴跷脉　合于肺系、咽喉、胸膈，主以上部位疾病

陆瘦燕朱汝功　针灸腧穴图谱

表 2-20　十四经经脉交会腧穴表

经属	交会穴	(晋)《甲乙经》(282)*	(唐)《外台秘要》(752)*	(宋)《铜人腧穴针灸图经》(1026)*	(明)《针灸大成》(1601)*	(明)《类经图翼》(1624)*	备 注
手太阴（一穴）	中府	手太阴之会	手太阴之会（列入足太阴）	足太阴之会	手足太阴之会	手足太阴之会	《素问·气府论篇》王注作：手足太阴之会
手阳明（四穴）	臂臑	手阳明络之会	手阳明络之会	手阳明络	手阳明络、手足太阳、阳维之会	手阳明络也络手少阳之脉会，一曰手足太阳、阳维之会	《针灸大成》据《针灸聚英》而来
手阳明（四穴）	肩髃	手阳明、跻脉之会	手阳明、跻脉之会	手阳明、跻脉之会	手阳明、跻脉之会	手太阳、阳明，阳跻之会；一曰足少阳、阳跻之会	《针灸聚英》作：足少阳、阳跻之会
手阳明（四穴）	巨骨	手阳明、跻脉之会	手阳明、跻脉之会	手阳明、跻脉之会	手阳明、阳跻之会	手阳明、阳跻之会	
手阳明（四穴）	迎香	手足阳明之会	手足阳明之会	手足阳明之会	手足阳明之会	手足阳明之会	
足阳明（七穴）	承泣	阳跻、任脉、足阳明之会	阳跻、任脉、足阳明之会	阳跻、任脉、足阳明之会	阳跻、任脉、足阳明之会	阳跻、任脉、足阳明三脉之会	
足阳明（七穴）	巨髎	跻脉、足阳明之会	跻脉、足阳明之会	跻脉、足阳明之会	手足阳明、阳跻之会	阳跻、足阳明之会	
足阳明（七穴）	地仓	跻脉、手足阳明之会	跻脉、手足阳明之会	跻脉、手足阳明之会	手足阳明、阳跻脉之会	手足阳明、任脉、阳跻之会	《类经图翼》据《针灸聚英》而来
足阳明（七穴）	下关	足阳明、少阳之会		足阳明、少阳之会	足阳明、少阳之会	足阳明、少阳之会	
足阳明（七穴）	头维	足少阳、阳维之会		足少阳、阳明之会	足少阳、阳明之会	足少阳、阳明之会	

经属 ＼ 交会经穴 ＼ 文献交会		（晋）《甲乙经》(282)*	（唐）《外台秘要》(752)*	（宋）《铜人腧穴针灸图经》(1026)*	（明）《针灸大成》(1601)*	（明）《类经图翼》(1624)*	备注
足阳明（七穴）	人迎				足阳明、少阳之会	足阳明、少阳之会	《针灸大成》《类经图翼》据《针灸聚英》而来
足阳明（七穴）	气冲				冲脉所起	冲脉所起	《针灸大成》《类经图翼》据《针灸聚英》而来
足太阳（五穴）	三阴交	足太阴、厥阴、少阴之会	足太阴、厥阴、少阴之会	足太阴、厥阴、少阴之会	足太阴、厥阴、少阴之会	足太阴、厥阴、少阴之会	
足太阴（五穴）	冲门	足太阴、厥阴之会	足太阴、阴维之会	足太阴、厥阴之会		足太阴、厥阴之会	
足太阴（五穴）	府舍	太阴郄，三阴、阳明之别	足太阴、阴维之会	足太阴、阴维、厥阴之会	足太阴、厥阴、阴维之会	足厥阴、太阴、阴维之会	
足太阴（五穴）	大横	足太阴、阴维之会	足太阴、阴维之会	足太阴、阴维之会	足太阴、阴维之会	足太阴、阴维之会	
足太阴（五穴）	腹哀	足太阴、阴维之会	足太阴、阴维之会	足太阴、阴维之会	足太阴、阴维之会	足太阴、阴维之会	
手太阳（四穴）	臑俞	手太阳、阳维、跷脉之会	手足太阳、阳维、跷脉之会	手足太阳、阳维、跷脉之会	手太阳、阳维、阳跷三脉之会	手足太阳、阳维、阳跷之会	
手太阳（四穴）	秉风	手阳明、太阳、手足少阳之会	手阳明、太阳、手足少阳之会	手阳明、太阳、手足少阳之会	手阳明、太阳、手足少阳之会	手太阳、阳明、手足少阳之会	
手太阳（四穴）	颧髎	手少阳、太阳之会	手少阳、太阳之会	手少阳、太阳之会	手少阳、太阳之会	手少阳、太阳之会	

经属交会交会经穴文献		（晋）《甲乙经》（282）*	（唐）《外台秘要》（752）*	（宋）《铜人腧穴针灸图经》（1026）*	（明）《针灸大成》（1601）*	（明）《类经图翼》（1624）*	备　注
手太阳（四穴）	听宫	手足少阳、手太阳之会	手足少阳、手太阳之会	手足少阳、手太阳之会	手足少阳、手太阳之会	手足少阳、手太阳之会	
足太阳（十一穴）	睛明	手足太阳、足阳明之会	手足太阳、阳明之会	手足太阳、少阳、足阳明之会	手足太阳、足阳明、阴跷、阳跷之会	手足太阳、足阳明、阴跷、阳跷之会	《针灸大成》据《素问·气府论篇》王注而来
足太阳（十一穴）	大杼	足太阳、手太阳之会	足太阳、手少阳之会	足太阳、少阳之会	督脉别络，手足太阳、少阳之会	督脉别络、手足太阳三脉之会	《针灸大成》本《针灸聚英》，《类经图翼》本《素问·气府论篇》王注
足太阳（十一穴）	风门	督脉、足太阳之会	督脉、足太阳之会	督脉、足太阳之会		督脉、足太阳之会	
足太阳（十一穴）	上髎	足太阳、少阳之络	足太阳、少阳之络	足太阳、少阳之络	足太阳、少阳之络	足太阳、少阳之络	
足太阳（十一穴）	中髎		厥阴所结	厥阴少阳所结	足厥阴、少阳所结之会		
足太阳（十一穴）	下髎			足太阳、厥阴所结	足厥阴支别，与太阴、少阳所结	足厥阴支别，与太阴、少阳所结	《类经图翼》本《素问》的《缪刺论篇》《刺腰痛篇》而来
足太阳（十一穴）	附分	足太阳之会	手足太阳之会	手足太阳之会	手足太阳之会	手足太阳之会	
足太阳（十一穴）	跗阳	阳跷之郄	足阳跷之郄	阳跷之郄	阳跷脉郄	阳跷之郄	
足太阳（十一穴）	申脉	阳跷所生也	阳跷所出也	阳跷脉所出	阳跷脉所生	阳跷脉所生	

经属 \ 交会经穴 \ 文献	（晋）《甲乙经》（282）*	（唐）《外台秘要》（752）*	（宋）《铜人腧穴针灸图经》（1026）*	（明）《针灸大成》（1601）*	（明）《类经图翼》（1624）*	备注
足太阳（十一穴） 仆参		足太阳、阳跷脉所会		阳跷之本	足太阳、阳跷之会	
足太阳（十一穴） 金门	阳维所别属也		阳维所别属也	阳维别属	阳维别属	
足少阴（十四穴） 照海	阴跷脉所生	阴跷脉所生	阴跷脉所生	阴跷脉所生	阴跷所生	
足少阴（十四穴） 交信	阴跷之郄	足阴跷之郄	足阴跷之郄	阴跷脉之郄	阴跷之郄	
足少阴（十四穴） 筑宾	阴维之郄			阴维之郄	阴维之郄	
足少阴（十四穴） 大赫	冲脉、足少阴之会	冲脉、足少阴之会	冲脉、足少阴之会	冲脉、足少阴之会	冲脉、足少阴之会	
足少阴（十四穴） 横骨	冲脉、足少阴之会	冲脉、足少阴之会		冲脉、足少阴之会	冲脉、足少阴之会	
足少阴（十四穴） 气穴	冲脉、足少阴之会	冲脉、足少阴之会	冲脉、足少阴之会	冲脉、足少阴之会	冲脉、足少阴之会	
足少阴（十四穴） 四满	冲脉、足少阴之会	冲脉、足少阴之会	冲脉、足少阴之会	冲脉、足少阴之会	冲脉、足少阴之会	
足少阴（十四穴） 中注	冲脉、足少阴之会	冲脉、足少阴之会	冲脉、足少阴之会	冲脉、足少阴之会	冲脉、足少阴之会	
足少阴（十四穴） 肓俞	冲脉、足少阴之会	冲脉、足少阴之会	冲脉、足少阴之会	冲脉、足少阴之会	冲脉、足少阴之会	
足少阴（十四穴） 商曲	冲脉、足少阴之会	冲脉、足少阴之会	冲脉、足少阴之会	冲脉、足少阴之会	冲脉、足少阴之会	
足少阴（十四穴） 石关	冲脉、足少阴之会	冲脉、足少阴之会	冲脉、足少阴之会	冲脉、足少阴之会	冲脉、足少阴之会	
足少阴（十四穴） 阴都	冲脉、足少阴之会	冲脉、足少阴之会	冲脉、足少阴之会	冲脉、足少阴之会	冲脉、足少阴之会	

经属	交会经穴	(晋)《甲乙经》(282)*	(唐)《外台秘要》(752)*	(宋)《铜人腧穴针灸图经》(1026)*	(明)《针灸大成》(1601)*	(明)《类经图翼》(1624)*	备注
足少阴（十四穴）	腹通谷	冲脉、足少阴之会	冲脉、足少阴之会	冲脉、足少阴之会	冲脉、足少阴之会	冲脉、足少阴之会	
足少阴（十四穴）	幽门	冲脉、足少阴之会	冲脉、足少阴之会	冲脉、足少阴之会	冲脉、足少阴之会	冲脉、足少阴之会	
手厥阴（一穴）	天池	手厥阴、足少阳之会	手厥阴、足少阳之会	手心主、足少阳之会	冲脉、厥阴、少阳之会	手厥阴、足少阳之会	《针灸大成》本《针灸聚英》而来
手少阳（五穴）	臑会	手阳明之络	手阳明之络	手阳明之络	手少阳、阳维之会	手阳明、少阳二络之会	《针灸大成》本自《聚英》，《类经图翼》本自《素问·气府论篇》王注
手少阳（五穴）	天髎	手少阳、阳维之会	足少阳、阳维之会	手少阳、阳维之会	手足少阳、阳维之会	手足少阳、阳维三脉之会	《针灸大成》《类经图翼》均本自《素问·气府论篇》王注
手少阳（五穴）	翳风	手足少阳之会	手足少阳之会	手足少阳之会	手足少阳之会	手足少阳之会	
手少阳（五穴）	角孙	手足少阳、手阳明之会		手足少阳之会	手太阳、手足少阳之会	手太阳、手足少阳三脉之会	《太平圣惠方》手阳明作手太阳；《针灸大成》《类经图翼》均本《针灸聚英》
手少阳（五穴）	耳和髎	手足少阳、手太阳之会	手足少阳之会		手足少阳、手太阳之会	手足少阳、手太阳三脉之会	
足少阳（廿七穴）	瞳子髎	手太阳、手足少阳之会	手足少阳之会	手太阳、手足少阳之会	手太阳、手足少阳之会	手太阳、手足少阳三脉之会	

经属 交会经穴		(晋)《甲乙经》(282)*	(唐)《外台秘要》(752)*	(宋)《铜人腧穴针灸图经》(1026)*	(明)《针灸大成》(1601)*	(明)《类经图翼》(1624)*	备注
足少阳（廿七穴）	上关	手少阳、足阳明之会		足阳明、少阳之会	手足少阳、阳明之会	手足少阳、足阳明三脉之会	《针灸大成》本自《针灸聚英》,《类经图翼》本自《素问·气府论篇》王注
足少阳（廿七穴）	颔厌	手少阳、足阳明之会	足少阳、阳明之会	手足少阳、阳明之会	手足少阳、阳明之会	手足少阳、阳明之会	《铜人腧穴针灸图经》本自《素问·气府论篇》王注
足少阳（廿七穴）	悬颅				手足少阳、阳明之会		《针灸大成》本《针灸聚英》而来
足少阳（廿七穴）	悬厘	手足少阳、阳明之会	手足少阳、阳明之会	手足少阳、阳明之会	手足少阳、阳明之会	手足少阳、阳明之会	
足少阳（廿七穴）	曲鬓	足太阳、少阳之会	足太阳、少阳之会	足太阳、少阳之会	足太阳、少阳之会	足太阳、少阳之会	
足少阳（廿七穴）	率谷	足太阳、少阳之会		足太阳、少阳之会	足太阳、少阳之会	足太阳、少阳之会	
足少阳（廿七穴）	天冲				足太阳、少阳之会	足太阳、少阳之会	《针灸大成》据《针灸聚英》而来
足少阳（廿七穴）	浮白	足太阳、少阳之会		足太阳、少阳之会	足太阳、少阳之会	足太阳、少阳之会	
足少阳（廿七穴）	头窍阴	足太阳、少阳之会	手足太阳、少阳之会	足太阳、少阳之会	足太阳、手足少阳之会	足少阳、太阳之会	《针灸大成》本自《针灸聚英》

文献\经属\交会穴\交会	交会穴	(晋)《甲乙经》(282)*	(唐)《外台秘要》(752)*	(宋)《铜人腧穴针灸图经》(1026)*	(明)《针灸大成》(1601)*	(明)《类经图翼》(1624)*	备 注
足少阳（廿七穴）	完骨	足太阳、少阳之会	足太阳、少阳之会		足太阳、少阳之会	足太阳、少阳之会	
足少阳（廿七穴）	本神	足少阳、阳维之会	足少阳、阳维之会	足少阳、阳维之会	足少阳、阳维之会	足少阳、阳维之会	
足少阳（廿七穴）	阳白	足少阳、阳维之会		足少阳、阳维之会	手足阳明、少阳，阳维五脉之会	足少阳、阳维之会	
足少阳（廿七穴）	头临泣	足太阳、少阳，阳维之会	足太阳、少阳之会	足太阳、少阳之会	足少阳、太阳，阳维之会	足太阳、少阳，阳维三脉之会	
足少阳（廿七穴）	目窗	足少阳、阳维之会	足少阳、阳维之会	足少阳、阳维之会	足少阳、阳维之会	足少阳、阳维之会	
足少阳（廿七穴）	正营	足少阳、阳维之会	足少阳、阳维之会	足少阳、阳维之会	足少阳、阳维之会	足少阳、阳维之会	
足少阳（廿七穴）	承灵	足少阳、阳维之会	足少阳、阳维之会	足少阳、阳维之会	足少阳、阳维之会	足少阳、阳维之会	
足少阳（廿七穴）	脑空	足少阳、阳维之会	足少阳、阳维之会	足少阳、阳维之会	足少阳、阳维之会	足少阳、阳维之会	
足少阳（廿七穴）	风池	足少阳、阳维之会	足少阳、阳维之会	足少阳、阳维之会	手足少阳、阳维之会	足少阳、阳维之会	《针灸大成》本自《针灸聚英》
足少阳（廿七穴）	肩井	手少阳、阳维之会	手足少阳、阳维之会	手足少阳、阳维之会	手足少阳、足阳明、阳维之会	手足少阳、足阳明、阳维之会	《针灸大成》《类经图翼》本自《针灸聚英》
足少阳（廿七穴）	日月	足太阴、少阳之会	（列足太阴经）	足太阴、少阳，阳维之会	足太阴、少阳，阳维之会	足太阴、少阳，阳维之会	

经属 \ 交会经穴		（晋）《甲乙经》(282)*	（唐）《外台秘要》(752)*	（宋）《铜人腧穴针灸图经》(1026)*	（明）《针灸大成》(1601)*	（明）《类经图翼》(1624)*	备　注
足少阳（廿七穴）	环跳				足太阳、少阳之会	足少阳、太阳之会	《针灸大成》《类经图翼》本自《针灸聚英》，出《素问·气穴论篇》王注
足少阳（廿七穴）	带脉				足少阳、带脉之会	足少阳、带脉之会	《针灸大成》《类经图翼》本自《针灸聚英》，出《素问·气府论篇》王注
足少阳（廿七穴）	五枢				足少阳、带脉之会	足少阳、带脉之会	同上
足少阳（廿七穴）	维道	足少阳、带脉之会	足少阳、带脉之会	足少阳、带脉之会	足少阳、带脉之会	足少阳、带脉之会	
足少阳（廿七穴）	居髎	阳跷、足少阳之会	阳跷、足少阳之会	阳跷、足少阳之会	阳跷、足少阳之会	足少阳、阳跷之会	
足少阳（廿七穴）	阳交	阳维之郄	阳维郄	阳维郄	阳维之郄	阳维之郄	
足厥阴（二穴）	章门	足厥阴、少阳之会	足厥阴、少阳之会	足厥阴、少阳之会	足厥阴、少阳之会	足厥阴、少阳之会	
足厥阴（二穴）	期门	足太阴、厥阴，阴维之会	足太阴、厥阴，阴维之会	足太阴、厥阴，阴维之会	足太阴、厥阴，阴维之会	足厥阴、太阴，阴维之会	
任脉（十二穴）	承浆	足阳明、任脉之会	足阳明、任脉之会	足阳明、任脉之会	任、督、手足阳明之会	足阳明、任脉之会	
任脉（十二穴）	廉泉	阴维、任脉之会	阴维、任脉之会	阴维、任脉之会	阴维、任脉之会	阴维、任脉之会	
任脉（十二穴）	天突	阴维、任脉之会	阴维、任脉之会	阴维、任脉之会	阴维、任脉之会	阴维、任脉之会	

经属	交会经穴	(晋)《甲乙经》(282)*	(唐)《外台秘要》(752)*	(宋)《铜人腧穴针灸图经》(1026)*	(明)《针灸大成》(1601)*	(明)《类经图翼》(1624)*	备 注
任 脉（十二穴）	膻中				足太阴、少阴，手太阳、少阳，任脉之会		
任 脉（十二穴）	上脘	任脉、足阳明、手太阳之会	任脉、足阳明、手太阳之会	任脉、足阳明、手太阳之会	任脉、足阳明、手太阳之会	足阳明、手太阳、任脉之会	
任 脉（十二穴）	中脘	手太阳、少阳，足阳明所生，任脉气所发	手太阳、少阳，足阳明所生，任脉之会	手太阳、少阳，足阳明所生，任脉之会	手太阳、少阳，足阳明，任脉之会	手太阳、少阳，足阳明所生，任脉之会	
任 脉（十二穴）	下脘	足太阴、任脉之会	太阴、任脉之会	太阴、任脉之会	太阴、任脉之会	足太阴、任脉之会	
任 脉（十二穴）	阴交	任脉、气冲之会**	任脉、冲脉、少阴之会		任脉、冲脉、少阴之会	任、冲、少阴之会	**：气冲当是冲脉之衍误
任 脉（十二穴）	关元	足三阴、任脉之会	足三阴、任脉之会	足三阴、任脉之交会	足三阴、任脉之交会	足三阴、阳明、任脉之会	
任 脉（十二穴）	中极	足三阴、任脉之会	足三阴、任脉之会	足三阴、任脉之会	足三阴、任脉之会	足三阴、任脉之会	
任 脉（十二穴）	曲骨	任脉、足厥阴之会	任脉、足厥阴之会	任脉、足厥阴之会	任脉、足厥阴之会	任脉、足厥阴之会	
任 脉（十二穴）	会阴	任脉别络，挟督脉、冲脉之会	任脉别络，挟督脉、冲脉之会	任脉别络，挟督脉、冲脉之会	任、督、冲三脉所起	任脉别络，挟督脉、冲脉之会	

陆瘦燕朱汝功　针灸腧穴图谱

经属 ＼ 交会经穴 ＼ 文献交会穴		（晋）《甲乙经》(282)*	（唐）《外台秘要》(752)*	（宋）《铜人腧穴针灸图经》(1026)*	（明）《针灸大成》(1601)*	（明）《类经图翼》(1624)*	备　注
督脉（十六）	水沟	督脉、手足阳明之会	督脉、手阳明之会	督脉、手阳明之会	督脉、手足阳明之会	督脉、手足阳明之会	
督脉（十六）	龈交			任、督、足阳明之会	任、督二经之会		《针灸大成》本自《针灸聚英》;《类经图翼》本自《素问·气府论篇》王注
督脉（十六）	神庭	督脉,足太阳、阳明之会	督脉,足太阳、阳明之会	督脉,足太阳、阳明之会	足太阳、督脉之会	督脉,足太阳、阳明之会	《针灸大成》本自《聚英》
督脉（十六）	百会	督脉、足太阳之会	督脉、足太阳之会	督脉、足太阳之会	手足三阳、督脉之会	督脉,足太阳之会,手足少阳、足厥阴俱会于此	《针灸大成》本自《针灸聚英》
督脉（十六）	脑户	督脉、足太阳之会	督脉、足太阳之会	督脉、足太阳之会	督脉、足太阳之会	督脉、足太阳之会	
督脉（十六）	风府	督脉、阳维之会	督脉、阳维之会	督脉、阳维之会	足太阳、督脉、阳维之会	督脉、阳维之会	《针灸大成》本自《针灸聚英》
督脉（十六）	哑门	督脉、阳维之会	督脉、阳维之会	督脉、阳维之会	督脉、阳维之会	督脉、阳维之会	
督脉（十六）	大椎	三阳、督脉之会	三阳、督脉之会	手足三阳、督脉之会	手足三阳、督脉之会	手足三阳、督脉之会	
督脉（十六）	陶道	督脉、足太阳之会	督脉、足太阳之会	督脉、足太阳之会	足太阳、督脉之会	督脉、足太阳之会	
督脉（十六）	长强	少阴所结	少阴所结	足少阴、少阳之所结会	足少阴、少阳之会	足少阴所结	

注：*为该书刊行之公元年代。

附 2：毫针针刺手法表

表 2－21 行 气 法 表

目的		行气至病所,在距离患处较远的腧穴上施术时用,可使感应沿所要求的方向放射
方法	捻转法	治上部病拇指向外拈,针向患者右方旋转;治下部病拇指向内拈,针向患者左方旋转
	提插法	欲气前行,提针待之;欲气后行,插针留之
	呼吸法	(1) 欲气前行,多吸少呼;欲气后行,多呼少吸 (2) 手三阳令患者呼吸九息,足三阳令患者呼吸十四息,手三阴令患者呼吸七息,足三阴令患者呼吸十二息
	按压法	欲使气前行,用左手爪甲切压针刺腧穴的下方;欲使气下行,切压腧穴的上方
	针芒法	欲气上行,针芒向上;欲气下行,针芒向下

表 2－22 基本补泻法表

名 称	操 作		作 用	适 应 证
	补 法	泻 法		
徐疾法	徐进针,疾出针(徐而疾)	疾进针,徐出针(疾而徐)	扶正祛邪	一切脏腑经络的寒热虚实病
提插法	插针时较重较快,提针时较轻较慢(紧按慢提)	提针时较重较快,插针时较轻较慢(紧提慢按)		
纳支法	经气流注时将过,待气衰而刺	经气流注方来,当气盛时针刺		
开阖法	出针扪穴	出针时摇大针孔,不闭其穴		
呼吸法	呼气进针,吸气出针	吸气进针,呼气出针		
迎随法	(1) 针芒顺经而刺 (2) 顺经取穴进针	(1) 针芒逆经而刺 (2) 逆经取穴进针	调和营卫,疏通经脉	一切经气壅滞,气血不和,疼痛痒麻等病证
捻转法	手三阳、足三阴及任脉左转,拇指向后 手三阴、足三阳及督脉右转,拇指向前	手三阳、足三阴及任脉右转,拇指向前 手三阴、足三阳及督脉左转,拇指向后		

名　称	操　作		作　用	适应证
	补　法	泻　法		
九六法	行针以九为基数,一般用二十七数;病较重时行少阳数,每次七数,共四十九数;病严重时行老阳数,每次九数,共八十一数	行针以六为基数,一般用十八数;病较重时行少阴数,每次八数,共六十四数;病严重时行老阴数,每次六数,共三十六数		常结合提插,捻转法同用
子母法	虚补其母,取母经的母穴和本经的母穴	实泻其子,取子经的子穴和本经的子穴		宜于内脏病及五行失调出现偏胜时

表 2-23　综合手法表

名　称	基本法	作　用		操作法	适应证
烧山火法	徐疾、提插、九六、开合四法组成	(补)祛寒		先浅后深,三进一退,紧按慢提,行九阳数,出针扪穴	肢冷脉伏、瘫痪痿痹、癞风不仁、寒疟阳虚等病
透天凉法	徐疾、提插、九六、开合四法组成	(泻)泄热		先深后浅,一进三退,紧提慢按,行六阴数,出针开穴	风痰壅盛、中风、喉风、癫狂温疟以及骨蒸劳热,一切阳气有余的实证
阳中隐阴法	结合九六、提插、徐疾三种补泻法而成	补泻兼施	先补后泻	先运针进入5分,紧按慢提九次,再插针深入1寸,慢按紧提六次	先寒后热,一切虚中夹实之证
阴中隐阳法	结合九六、提插、徐疾三种补泻法而成		先泻后补	先运针深入1寸,慢按紧提六次,再提针退出5分,紧按慢提九次	先热后寒,一切实中夹虚之证
留气法	九六、提插、徐疾三种补泻法组成	益气温阳,消积散瘀		先运针内入7分,紧按慢提九次,待气至便深入1寸,紧提慢按六次	疝癖癥瘕
运气法	九六、提插二补泻法和呼吸、针芒二行气法组成	通调经气,住痛止疼		用针之时,先紧提慢按六次,觉针下气满,便向病所,倒卧针身,令患者吸气五口,使气行至病所	一切痛证

名 称	基 本 法	作 用		操 作 法	适 应 证
提气法	九六、提插补泻法组成	疏调营卫		实证先紧提慢按六次,虚证先紧按慢提九次,待针下气满,轻轻朝一个方向转针数圈,向上略提分许	一切冷麻等疾
中气法	九六、提插二补泻法和呼吸、针芒、提插三行气法组成	行气破积		先行运气法,待气行至病所,扶针直插,使气血不能返流	一切痿痹偏枯,积聚等疾
青龙摆尾法	九六法结合针芒行气法组成	通关过节运行气血	行气	进针得气后,针头朝病所,执之不转,一左一右,慢慢摆动九次或二十七次	一切经络壅滞,痹闭不通诸疾
白虎摇头法	呼吸、提插、捻转三种行气法组成		行血	随患者的呼吸,插针时左转,一呼一摇,提针时右转,一吸一摇	
苍龟探穴法	徐疾补泻法和针芒行气法组成		行经气	扳倒针身,向上下左右四方分别按一进三退的原则针刺	
赤凤迎源法	徐疾补泻法和提插、捻转二行气法组成		行络气	先进针到地部,再提到天部,待针得气自摇,插入人部,在人部上下左右地捻转,一捻一放	
龙虎交战法	由九六、捻转二补泻法组成	通行气血,住痛移疼		用捻转补泻法,先行补法捻转九次,后行泻法捻转六次,一补一泻反复施术	一切痛证
龙虎升降法	捻转、提插、九六等三种补泻法合成	行气血		先将针向左方360°捻转一圈,边用紧按法插针至人部,慢提至天部,再将针向右方360°捻转一圈,也和前面一样,提插一次,如此行针九数;然后插针深入地部,先向右方沿360°捻转一圈用紧提慢按法提插一下,再向左方沿360°捻转一圈,也用紧提慢按法提插一下,如此六数	一切气血壅滞之疾

名　称	基　本　法	作　用	操　作　法	适　应　证
子午捣臼法	九六、提插、徐疾、捻转四种补泻法组成	引导阴阳，通行经气	待进针得气后，用提插法，每次三进二退，如此三度，计九入六出，并在进针时每部用紧按慢提法行针老阳数。出针时每部用紧提慢按法行老阴数。提插时，还须结合左合捻转	水蛊膈气
五脏交经法	子母补泻与青龙摆尾二法组成	运行气血之法	行气至五脏	先按子母法，在病脏的经脉上取定穴位，下针以待得气，却施青龙摆尾法令气血宣行至五脏	五脏病
通关交经法	以青龙摆尾法和白虎摇头法为主		行气至关节	先用青龙摆尾法，后用白虎摇头法，然后再施行补泻	关节中邪气壅滞，气血不行诸疾
膈角交经法	此是以配穴为主的刺法		调和脏腑之气	令患者仰卧，待气息调匀后，以五行生克之理来配穴，并结合疾病的虚实来施补泻	脏腑五行相乘相侮的疾病
关节交经法	纳气法		行气过关节	反复使用纳气法，使气行过关节而不返流	关节中气血不足诸疾

第三部分
经 外 奇 穴

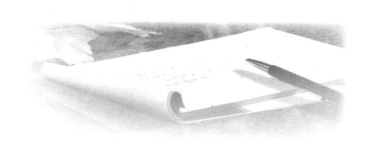

一、头面颈项部奇穴

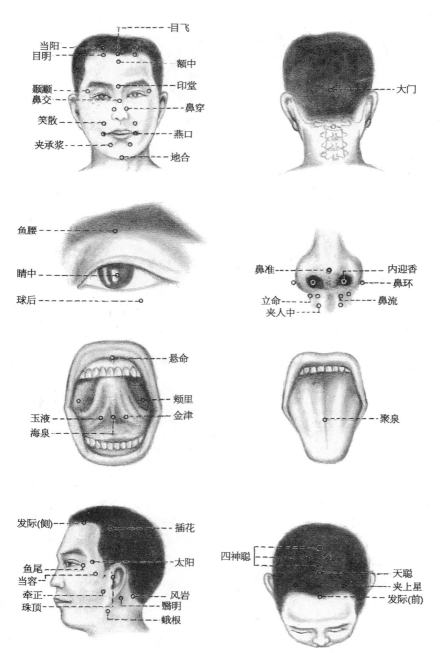

图 3-1　头面颈项部奇穴图(一)

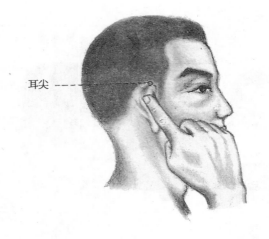

耳尖

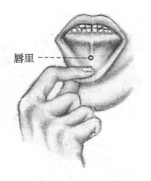

唇里

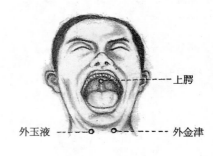

上腭

外玉液 外金津

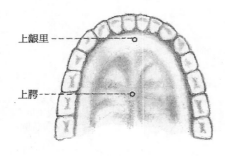

上龈里

上腭

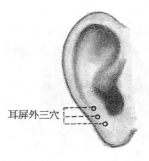

耳屏外三穴

图 3-2 头面颈项部奇穴图(二)

表 3-1　头面颈项部奇穴表(计四十八穴)

穴 名	图	部 位	主 治	针灸法	备 注
四神聪	3-1	在百会穴前后左右各 1 寸处，共四穴。百会穴前 1 寸处名前神聪，百会穴后 1 寸处名后神聪	头痛、眩晕、狂乱、癫痫	针 2～3 分灸 1～3 壮	《太平圣惠方》
天聪	3-1	以绳从鼻端直上量至发际取其一半，再从发际上量绳头尽处是穴	伤寒三四日以上	灸 20 壮	《千金方》
发际(前)	3-1	头额部正中线前发际之中点	小儿风痫、头痛、眩晕	灸 3 壮	《太平圣惠方》
发际(侧)	3-1	前发际穴两旁，当目锐眦直上发际	头旋目眩、偏头剧痛、目视䀮䀮	灸 3 壮	《类经图翼》
大门	3-1	脑后尖骨(枕外隆凸)上 1 寸处	半身不遂	文献载灸百壮	《千金翼》
夹上星	3-1	在上星穴左右各开 3 寸处	鼻中息肉	文献载灸百壮	《千金方》
目飞	3-1	眉心直上入发际约 1 分处	鼻衄、额痛、心悸、鼻鼽、流泪	针 2～3 分灸 3 壮	《针灸孔穴及其疗法便览》
目明	3-1	正视时当瞳孔直上入发际处	太阳连脑痛、目赤、视物不明	针 2～3 分灸 3 壮	《针灸孔穴及其疗法便览》
当阳	3-1	正视时当瞳孔直上入发际 1 寸处	头痛眩晕、目赤肿痛、感冒鼻塞	针 2～3 分灸 3 壮	《千金方》
插花	3-1	额角旁直上入发际 1 寸 5 分处	头面疔疮、偏头疼痛	针 2 分	《经外奇穴治疗诀》
印堂	3-1	二眉中央，对准鼻尖	头痛眩晕、急慢惊风	针 1～2 分灸 3～7 壮	《玉龙经》
额中	3-1	取目内眦至目外眦为一目寸，用目寸从印堂穴上量，尽处是穴	烂眼弦、眩晕、呕吐、颜面痛、口眼㖞斜	针 1～2 分灸 3 壮	《经外奇穴治疗诀》
鼻交	3-1	鼻骨最高处微上陷中	中风昏睡、眩晕健忘、黄疸	针 1～2 分灸 1～3 壮	《中国针灸学》

141

穴　名	图	部　位	主　治	针灸法	备　注
鼻穿	3-1	在鼻梁中央两旁与面部相接处	鼻中息肉、鼻塞不通、头面疔疮	针2~3分	《经外奇穴治疗诀》
鼻环	3-1	在鼻翼半月形纹之中间接面部处	酒渣鼻、疔疮	针2分,稍出血	《经外奇穴治疗诀》
鼻准	3-1	鼻柱尖上是穴	酒渣鼻	宜三棱针刺出血	《针灸大成》
鼻流	3-1	在鼻孔口,正当口禾髎穴上方鼻孔下	鼻流清涕、鼻塞不通、口噤口僻	针2~3分	《经外奇穴治疗诀》
内迎香	3-1	在鼻孔内上端	两目暴赤肿痛	长三棱针轻刺出血	《玉龙经》
立命	3-1	在鼻孔两旁微下凹陷中	心中不安、狂言妄语、鼻塞不通	针2~3分	《针灸孔穴及其疗法便览》
笑散	3-1	在迎香穴外,笑纹中间	鼻塞、疔疮	针2~3分	《针灸孔穴及其疗法便览》
夹人中	3-1	在水沟穴旁,鼻流穴下方	马黄急疫	针2~3分	《千金方》
燕口	3-1	在口吻角两旁赤白肉际	小儿惊风、癫狂妄言、二便秘结、颜面抽痛	针3分灸1~7壮	《千金方》
夹承浆	3-1	承浆穴旁开1寸处	马黄急疫、口眼㖞斜	针2~3分灸3壮	《千金方》
地合	3-1	在下颌骨正中央	头面疔疮、牙痈牙痛、面瘫	针2分	《针灸孔穴及其疗法便览》
鱼腰	3-1	眉毛中央,正对直视时瞳子	目赤肿痛、眼生翳膜、眼睑下垂	针入1分,沿皮向两旁透入	《针灸大成》
鱼尾	3-1	目外眦角端	一切目疾、偏头痛、口眼㖞斜	针2~3分	《玉龙经》
睛中	3-1	瞳孔正中	一切内障	将三棱针于目外角离眼球1分许处刺入0.5分,切切慎用	《针灸大成》

穴　名	图	部　位	主　治	针灸法	备　注
颞颥	3-1	在眉梢与外眼角中间,上下有络脉处	时邪温病、头痛目晕、口眼㖞斜、一切目疾	针1~2分	《千金方》
球后	3-1	眶下缘外1/4与内3/4交界处	目疾	针5分~1寸,向眶内缓慢直刺	《眼科针灸疗法》
太阳	3-1	在眉梢与外眼角中间向后1寸凹陷处	偏头痛,一切目疾	针3~5分,宜浅刺出血	《太平圣惠方》
当容	3-1	在目外眦后,当耳前与耳门相对,两手按之上下横脉处	目赤,泪出不仁	文献载灸百壮	《千金方》
珠顶	3-1	在两耳珠尖上	齿痛、耳病	针1~3分灸3壮	《经外奇穴治疗诀》
牵正	3-1	耳垂前1寸处	面瘫	针5分~1寸	《新医疗法手册》
耳尖	3-2	在耳翼上尖端,折耳取之	目生翳膜	针1分灸3~5壮	《针灸大成》
耳屏外三穴	3-2	(1)对耳屏外上方凹陷处 (2)对耳屏外方凹陷中 (3)对耳屏外下方凹陷处,近耳垂下方	喉痹、喉风、耳病、痄腮	针2~5分	《针灸孔穴及其疗法便览》
风岩	3-1	耳垂与哑门穴水平线中点微前5分处	癫狂	针3~5分,每次一侧,左右交替	《针灸孔穴及其疗法便览》
蛾根 (扁桃穴)	3-1	耳垂下,正当下颌角后	扁桃体炎	针5~8分	《针灸学》
翳明	3-1	在耳后下方,当完骨之下,与耳垂平高处	近视远视、夜盲内障	针5~8分	《中华医学杂志》(1956年6月)

穴 名	图	部 位	主 治	针灸法	备 注
悬命	3-1	上唇里边中央系带上	神志昏乱、妄言妄语	系带上有青色息肉如黍米大，以针挑去	《肘后备急方》
上龈里	3-2	在上齿龈里边，其外与人中穴相对	马黄黄疸	宜刺出血	《千金方》
上腭	3-2	在口里边上腭缝赤白脉上	马黄黄疸	宜刺出血	《千金方》
聚泉	3-1	在舌上面正中央，伸舌取之	消渴语塞，舌缓舌强	针1～3分	《针灸大成》
海泉	3-1	舌下中央系带上，卷舌取之	消渴呃逆，舌缓不收	针2～3分，或刺出血	《针灸大成》
金津(左)玉液(右)	3-1	舌下正中系带两侧静脉上，卷舌取之	消渴口疮、重舌肿痛、喉痹、语瘖	针2～3分，或刺出血	《千金方》
颊里	3-1	在口腔内颊黏膜上，距口角约1寸，与口角平，张口取之	马黄黄疸、寒暑温疫	针2分，稍出血	《千金方》
唇里	3-2	下唇黏膜上，与齿龈接近之唇沟中是穴，外与承浆穴相对	马黄黄疸、齿龈肿	三棱针刺出血	《千金方》
外金津外玉液	3-2	在廉泉穴上约1寸5分，旁开3分处	重舌、消渴、喉痹	宜粗毫针刺出血，或三棱针刺出血	《芒针疗法》
面八邪	略	即承光、拈竹、口禾髎、人迎各两穴	疠风	各参本穴	《外科全书》

二、胸腹部奇穴

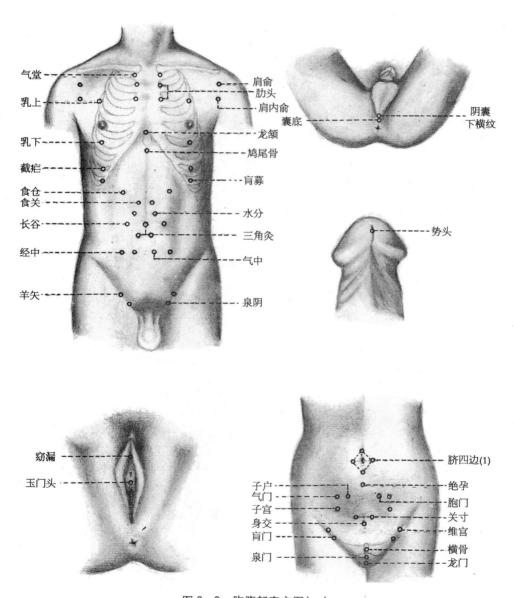

气堂
乳上
乳下
截疟
食仓
食关
长谷
经中
羊矢

肩俞
肋头
肩内俞
囊底
龙颌
鸠尾骨
肓募
水分
三角灸
气中
泉阴

阴囊
下横纹

势头

窈漏
玉门头

脐四边(1)
子户
气门
子宫
身交
肓门
泉门
绝孕
胞门
关寸
维宫
横骨
龙门

图 3-3　胸腹部奇穴图(一)

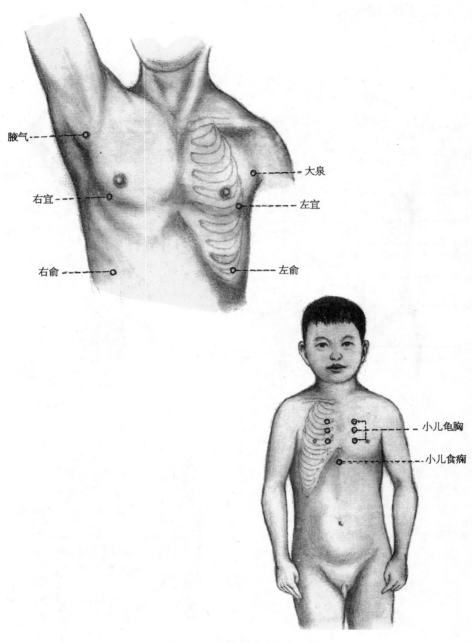

腋气----○

右宜----○

右俞----○

○----大泉

○----左宜

○----左俞

○----小儿龟胸

○----小儿食痫

图 3-4　胸腹部奇穴图(二)

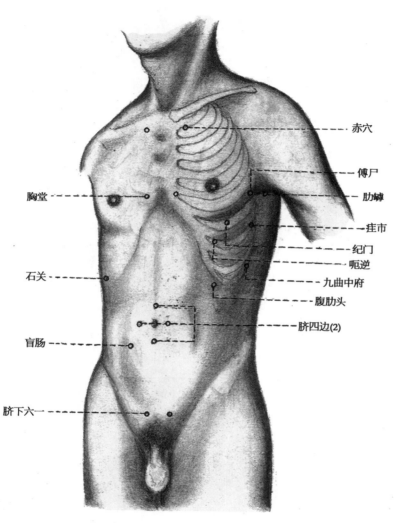

赤穴

傅尸

肋罅

挂市

纪门

呃逆

九曲中府

腹肋头

脐四边(2)

胸堂

石关

盲肠

脐下六一

图 3-5　胸腹部奇穴图(三)

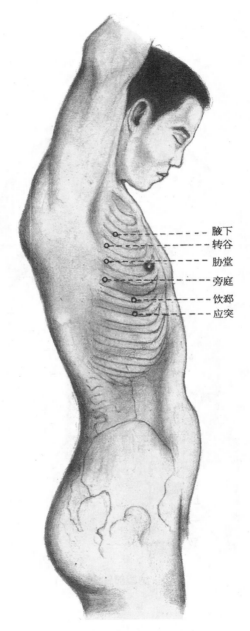

腋下
转谷
胁堂
旁庭
饮郄
应突

图 3-6　胸腹部奇穴图(四)

表3-2 胸腹部奇穴表(计六十穴)

穴 名	图	部 位	主 治	针灸法	备 注
龙颔	3-3	鸠尾穴上1寸5分处	心胸冷痛	针2~3分 灸3~7壮 文献载可灸百壮,不可刺	《千金方》
小儿食痫	3-4	鸠尾穴上五分处	小儿食痫	针3~5分,沿皮刺 灸3~7壮	《太平圣惠方》
鸠尾骨	3-3	胸骨剑突下端	小儿囟门不合、消瘦、青年房多气短	灸3壮至数十壮	《千金方》
赤穴	3-5	璇玑穴旁开1寸陷中	喘息咳嗽,胸胁疼痛	针3分 灸3~7壮	《针灸孔穴及其疗法便览》
肋头	3-3	在第一、二肋及第二、三肋间处,胸正中线两旁约1寸,左右共四穴	瘕癖、呃逆、咳嗽喘息	灸3~7壮	《千金翼》
气堂	3-3	在锁骨与胸骨关节部,天突穴外侧	咳嗽、喘息	针2~3分 灸3~7壮	《中国针灸学》
腹肋头	3-5	在左右侧胸部,第十肋骨端	少腹坚大如盘、胸中胀、食不消、妇人瘦癖	针3~5分 灸3~7壮	《千金方》
胸堂	3-5	在两乳间,膻中穴旁开1寸处	喘息噎膈、咳嗽咯血、乳痛、少乳、心悸怔忡	灸3~7壮,文献载可灸百壮	《千金方》
大泉	3-4	腋前胸臂相交处	肩臂痛、胸胁痛、瘰证	针5~8分	《针灸孔穴及其疗法便览》
乳上	3-3	用患者口寸从乳头向上量,当尽处是穴	胸胁疼痛、一切乳病	灸3~5壮	《千金翼》
乳下	3-3	乳头直下1寸处	胃痛胁痛、乳肿、少乳、干呕反胃、月经闭止	灸3~7壮,文献载可灸50壮	《千金方》

穴　名	图	部　　位	主　　治	针灸法	备　注
右宜左宜	3-4	乳根穴旁开1寸处，左侧名左宜，右侧名右宜	胁痛、乳痛	针3分 灸3～5壮	《针灸孔穴及其疗法便览》
小儿龟胸	3-4	在第二、三、四肋间隙，左右两乳头内侧各1寸5分处，共六穴	小儿龟胸（即鸡胸）	各灸3壮，文献载春夏自上而下，秋冬自下而上	《太平圣惠方》
转谷	3-6	腋前皱襞直下，第三、四肋间，举臂取之	胸胁支满、饮思不思、谷入不化、食入复吐	针3分 灸3～5壮	《外台秘要》
腋下	3-6	位于侧胸部，腋中线上，腋窝下1寸5分处，举臂取之	膈中气闭、噫哕瘰疬、狐臭	针3分 灸3～5壮	《千金翼》
胁堂	3-6	腋中线上，腋窝下2寸，举臂取之	胸胁支满、噫哕喘逆、吐血、唾血、目黄	针3～4分 灸3壮	《外台秘要》
旁庭	3-6	胁堂穴下一肋间，乳后2寸处	胸胁支满、呕吐喘逆	针3～5分 灸3壮	《千金方》
肩俞	3-3	在肩髃穴和云门穴连线中点	肩臂痛不举	针3～7分 灸2～3壮	《腧穴学概论》
肩内俞	3-3	肩俞穴下1寸处	肩臂痛不举	针3～7分 灸2～3壮	《腧穴学概论》
腋气	3-4	位于腋窝腋毛中	狐臭	灸3～4壮	《医宗金鉴》
传尸	3-5	乳头外开3寸处	胸胁支满	灸5～14壮	《千金方》
肋罅	3-5	乳头外开4寸处	胸胁痛、痨瘵、咳嗽	灸3～7壮	《千金方》
纪门	3-5	乳头旁开1寸直下，第六、七肋骨之间	月里风、乳痛、胸胁支满	针3分 灸3～5壮	《针灸孔穴及其疗法便览》
洼市	3-5	腋窝直下，第七、八肋骨间	胸胁痛	针3分 灸3～7壮	《千金方》

穴 名	图	部 位	主 治	针灸法	备 注
截疟	3-3	乳头直下4寸	疟疾、胸胁痛	针3～5分 灸5壮	《千金方》
呃逆	3-5	乳头直下第七、八肋骨间	呃逆、胸胁痛	针3～5分 灸3～5壮	《针灸孔穴及其疗法便览》
肓募	3-3	量乳头至脐心，取其长度之半，从乳头下垂尽处是穴	病后虚弱、腹中痞块、黄疸	灸3～7壮，或随年壮	《千金方》
饮郄	3-6	乳头旁开2寸直下，第六、七肋骨之间	腹满肠鸣、中有水声、痛引脐旁	针3分 灸3壮	《外台秘要》
应突	3-6	饮郄穴直下1寸	饮食不入、腹满便秘、肠鸣泄泻	针3～5分 灸3～5壮	《外台秘要》
右俞左俞	3-4	乳头外侧旁开1寸直下，第九、十肋骨间，右侧名右俞，左侧名左俞	肠疝痛	针3～5分 灸3～5壮	《针灸孔穴及其疗法便览》
九曲中府	3-5	痓市穴直下3寸	恶风邪气，肝、胃、脾等疾患	针5分 灸3～10壮	《千金方》
食仓	3-3	中脘穴旁开3寸处	妇人腹中血块、胃痛、食欲不振	针5～7分 灸5壮	《医经小学》
石关	3-5	中脘穴旁开5寸处	产后两胁痛	灸50壮	《卫生宝鉴》
食关	3-3	建里穴旁开1寸处	噎膈反胃、饮食不化、胃痛	针5～8分 灸3～5壮	《针灸孔穴及其疗法便览》
水分	3-3	脐上1寸，旁开1寸5分处	气喘、单蛊胀	针7～10分 灸5～20壮	《医学纲目》
长谷	3-3	脐旁2寸5分处	不嗜食、食入不化、下痢、水肿	针5～8分 灸3～7壮	《千金方》

穴　名	图	部　位	主　治	针灸法	备　注
脐四边	3－3 3－5	脐之中点一穴，上下左右各1寸处一穴，共五穴	小儿暴痫，腹中雷鸣	针5～8分 灸3～7壮	《千金方》
三角灸	3－3	取患者口寸为一边，作一"△"形，上角安脐心，二角在脐下，两旁尽处是穴	奔豚上冲，冷疝心痛，不孕症	灸3～7壮	《神应经》
盲肠	3－5	在右侧髂前上棘与脐孔连线中点处	肠痛、腹泻	针12分 灸27～50壮	《腧穴学概论》
脐下六一	3－5	在脐下6寸，旁开各1寸处	疝气冲心痛	灸3～7壮	《神应经》
气中	3－3	气海穴旁1寸5分处	腹痛肠鸣、溺血气喘	针8～10分 灸5～20壮	《医学纲目》
经中	3－3	气海穴旁3寸	五淋便秘、赤白带下、月水不调	针5分 灸3～5壮	《针灸集成》
绝孕	3－3	石门穴下3分	妇人欲绝孕，小儿痢疾	灸3～49壮	《太平圣惠方》
子户、胞门	3－3	关元穴两旁各2寸，左为胞门，右为子户	子宫虚冷、不能成孕、腹中积聚、难产	针5～8分 灸3～7壮	《千金方》
气门	3－3	关元穴旁开3寸处	崩漏、胎孕不成、疝气偏坠	针5～10分 灸15～50壮	《千金方》
子宫	3－3	中极穴旁开3寸处	不孕、阴挺	针6～20分 灸7～15壮	《针灸大成》
维宫	3－3	维道内下方2寸处	妇女阴挺	针12分	《腧穴学概论》
羊矢	3－3	股内横纹中，鼠蹊内端与耻骨上缘之交点	疝气偏坠、生育疾患	针5分 灸3～7壮	《千金方》

穴　名	图	部　位	主　治	针灸法	备　注
关寸	3－3	以患者口寸从关元穴向下量尽处作一点，从该点左右和向下各量1寸处是穴，共三穴	遗精、遗尿、赤白带下、腹痛、疝痛、月水不调	针5～8分灸3～7壮	《针灸孔穴及其疗法便览》
横骨	3－3	在耻骨软骨接合部中央	遗尿、尿闭、癫疝、淋病	针3～4分灸3～5壮	《千金方》
泉阴	3－3	在耻骨软骨接合部中央旁开3寸处	癫疝偏坠	针3～5分灸3～7壮	《千金方》
育门	3－3	脐下7寸旁开3寸5分处	女子久婚不育	灸3～7壮	《针灸孔穴及其疗法便览》
囊底	3－3	在阴囊下十字纹中	小肠疝气、小儿偏坠、阴中湿痒	灸3～7壮	《太平圣惠方》
阴囊下横纹	3－3	在阴囊下第一横纹中央	猝然中恶、眼反口噤、腹中切痛	灸14壮	《千金方》
势头	3－3	在男子阴茎端尿孔上宛宛中	阴暴缩、癫狂	宜艾卷熏灸	《千金方》
窈漏	3－3	在女子阴庭溺孔之端	阴疮、阴痒、阴挺、癫狂	宜艾卷熏灸	《针灸孔穴及其疗法便览》
玉门头	3－3	在女子阴户上端大阴唇内	阴疮、癫狂	针3分或艾卷熏灸片刻	《千金方》
龙门	3－3	在女子横骨下方，泉门穴之下，入阴之际	月水不调、久婚不育、子肠下垂	针3～5分灸1～3壮	《千金方》
泉门	3－3	在女子横骨下，阴上际	妇女绝嗣不生、漏下赤白	灸5～10壮	《千金方》
身交	3－3	在脐下横纹中	妇女阴挺、遗尿闭尿、大便秘结	针5～8分灸5～10壮	《针灸孔穴及其疗法便览》

三、腰背部奇穴

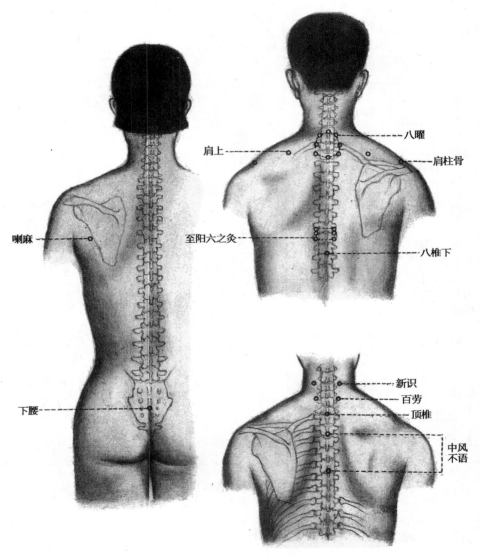

肩上

八髎

肩柱骨

喇麻

至阳六之灸

八椎下

下腰

新识

百劳

顶椎

中风
不语

图 3−7　腰背部奇穴图(一)

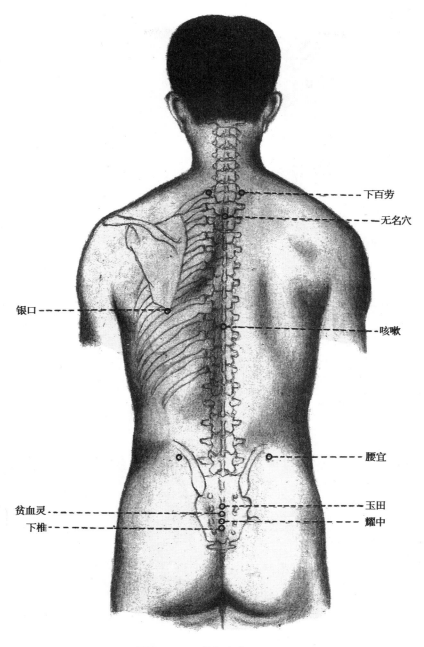

下百劳

无名穴

银口

咳嗽

腰宜

玉田

贫血灵

下椎

耀中

图 3－8　腰背部奇穴图(二)

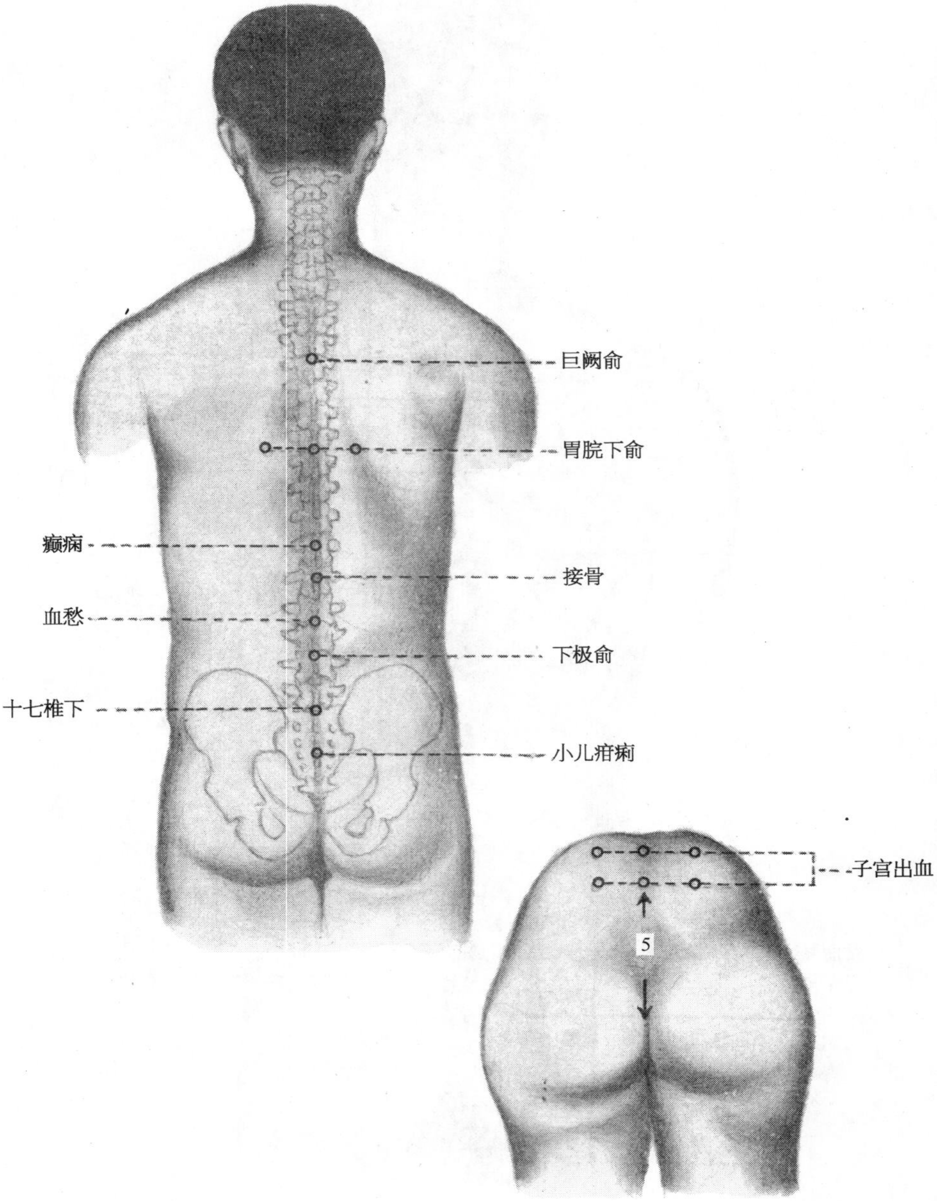

巨阙俞

胃脘下俞

癫痫

接骨

血愁

下极俞

十七椎下

小儿疳痢

子宫出血

5

图 3-9　腰背部奇穴图(三)

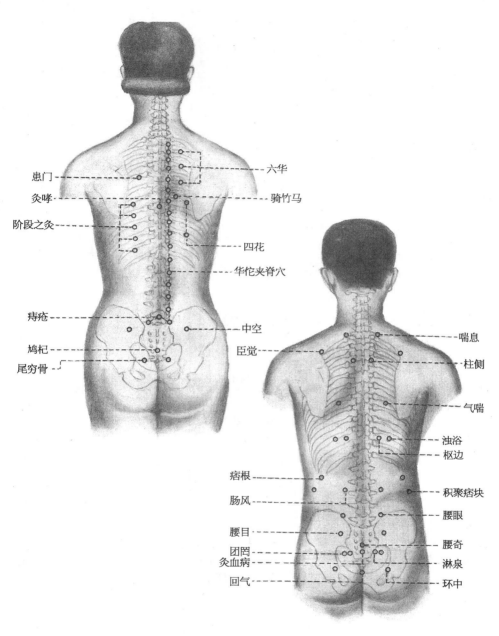

患门

灸哮

阶段之灸

痔疮

鸠杞

尾穷骨

六华

骑竹马

四花

华佗夹脊穴

中空

臣觉

喘息

柱侧

气喘

浊浴

枢边

痞根

肠风

腰目

团冈

灸血病

回气

积聚痞块

腰眼

腰奇

淋泉

环中

图 3-10　腰背部奇穴图(四)

157

表3-3　腰背部奇穴表(计五十四穴)

穴 名	图	部 位	主 治	针灸法	备 注
新识	3-7	第三、四颈椎间旁开1寸5分	气喘、咳嗽、头痛引颈项	针3~5分 灸3~7壮	《新针灸学》
百劳	3-7	大椎穴上2寸外开1寸处	瘰疬、项强不可回顾	针3~5分 灸3~7壮	《针灸资生经》
下百劳	3-8	大椎穴外开1寸3分处	咳嗽、瘰疬、肩背连颈项痛	针3~5分 灸3~7壮	《针灸孔穴及其疗法便览》
癫痫	3-9	大椎穴至尾骨端之中点是穴	癫痫	灸7壮	《腧穴学概论》
顶椎	3-7	当第七颈椎棘突端	消渴	灸3~7壮	《腧穴学概论》
喘息	3-10	在第七颈椎棘突外开1寸处	气喘、风疹	灸3~7壮	《中国针灸学》
臣觉	3-10	肩胛骨上角边际,两手相抱时中指所指痛处是穴	癜病、肩背酸痛、狂走、喜怒悲泣	针5分 灸随年壮	《千金方》
柱侧	3-10	第三胸椎下外开5分处	胸腹久痛不愈、腰背痛、气喘	针4分 灸3~7壮	《经外奇穴治疗诀》
四花	3-10	即膈俞、胆俞四穴	虚弱羸瘦、哮喘、吐血、潮热盗汗、不得眠	灸7~10壮	《资生经》《针灸聚英》
六华八华	3-10	用绳量两乳尖端折作四份,截一留三,折成三角形,将一角置于大椎穴上,其下端两角是穴,继将一角又置于两角之中点,其下端两角是穴,再度一次,即六华穴,再度一次,即八华穴	虚弱羸瘦、骨节疼痛、咳嗽、盗汗	灸7~9壮	《经外奇穴治疗诀》

穴　名	图	部　　位	主　　治	针灸法	备　注
巨阙俞	3-9	第四胸椎棘突下陷中	哮喘、胸胁疼痛、虚弱羸瘦	灸7～20壮,或随年壮	《千金翼》
患门	3-10	第五胸椎旁开1寸5分	咯血、哮喘、虚弱羸瘦、潮热、盗汗	灸7～30壮,或随年壮	位据《针灸聚英》,名见《医学入门》
无名穴	3-8	第二胸椎棘突下陷中	癫狂、痴呆	针3～4分灸3～5壮	《针灸孔穴及其疗法便览》
中风不语	3-7	第二胸椎及第五胸椎上陷中	中风不语	针3分灸7壮	《针灸孔穴及其疗法便览》
肩上	3-7	大椎穴与肩胛之正中	漏肩风、喉痛、牙痛	针4～6分灸3～7壮	《针灸孔穴及其疗法便览》
灸哮	3-10	以绳环患者颈项向胸前下垂至鸠尾骨尖端切断,然后转向背后,绳之中央平喉结,两端并脊上,尽处是穴	咳嗽、喘息	灸3～7壮	《中国针灸学》
骑竹马	3-10	第七胸椎外开1寸,一说在第十胸椎外开5分	一切痈疽发背、无名肿毒	灸7～21壮	《神应经》《中国针灸学》
银口	3-8	肩胛骨之下角处	咯血	针4分灸3～7壮	《针灸孔穴及其疗法便览》
胃脘下俞	3-9	第八胸椎棘突下及两旁各1寸5分处,共计三穴	消渴、咽干、腹痛呕逆	针4分灸7～10壮	《千金翼》
气喘	3-10	第七胸椎旁开2寸处	哮喘、怔忡、胸背痛	针3～5分灸3～7壮	《中国针灸学》
咳嗽	3-8	以绳从患者两乳头环身一周,前后高度相平,绳着脊柱处是穴	咳嗽、气急、肋间神经痛	灸5壮	《针灸孔穴及其疗法便览》

穴 名	图	部 位	主 治	针灸法	备 注
八椎下	3-7	第八胸椎棘突下陷中	疟疾	针3～5分 灸3～7壮	《针灸孔穴及其疗法便览》
阶段之灸	3-10	从第七胸椎至第十一胸椎下，去脊柱各2寸处，左右共计十穴	虚弱羸瘦、吐血、头晕目眩、善忘	各灸5～15壮	《中国针灸学》
枢边	3-10	第十胸椎下外开1寸处	黄疸	灸5～20壮	《经外奇穴治疗诀》
浊浴	3-10	第十胸椎下去脊椎各2寸半	腹满、脏躁、不思食、口苦、疲乏、多惊恐	针5分 灸5～20壮	《千金方》
接骨	3-9	在第十二胸椎棘突下陷中	背脊痛、胃脘痛、食不化、小儿癫痫、下痢脱肛、肠疝痛、腹泻	灸3～7壮	《明堂灸经》
痞根	3-10	第一腰椎棘突下外开3寸5分处	痞块、肠疝痛、咳逆、不欲食、胃脘胀痛	针3～5分 灸3～7壮	《医学入门》
血愁	3-9	在第二腰椎棘突上	吐血、衄血、便血	灸3～7壮	《经外奇穴治疗诀》
积聚痞块	3-10	第二腰椎棘突下外开4寸处	积聚痞块、胸腹痛、肠鸣、食不化、肠疝痛	针3～5分 灸3～7壮	《中国针灸学》
肠风	3-10	第二腰椎下外开1寸处	一切慢性内脏病、痔疮、腰痛、遗尿、遗精、肠风下血	针5～8分 灸3～7壮	《医学入门》
下极俞	3-9	第三腰椎棘突下陷中	肠疝痛、腰痛	针3～5分 灸3～20壮	《千金翼》
腰眼	3-10	伏卧伸足，两手掌重叠额部，于第四、五腰椎之左右凹陷处取之	虚弱羸瘦、消渴、气喘、腰痛	针3～5分 灸3～7壮	《针灸集成》
腰宜	3-8	第四腰椎棘突下外开四横指处	妇人血崩、腰痛	针5～8分 灸3～7壮	《针灸孔穴及其疗法便览》

穴 名	图	部 位	主 治	针灸法	备 注
子宫出血	3-9	骶骨尖端上5寸作一基点,两侧各1寸5分点之,再从基点上1寸点之,又再各开1寸5分点之,共计六点	妇人血崩、漏下、腰痛	灸7～15壮	《中国针灸学》
痔疮	3-10	在对脐之椎骨下1寸处	痔疮、脱肛	灸7壮	《针灸孔穴及其疗法便览》
十七椎下	3-9	在第五腰椎棘突下陷中	腰痛、转胞	灸7～50壮	《千金翼》
腰目	3-10	肾俞下3寸,夹脊骨两旁各1寸5分处	消渴、小便数	灸3～7壮	《千金方》
下腰	3-7	第二、第三骶骨假棘之间	泄痢下脓血、难产	灸15～100壮	《千金方》
鸠杞	3-10	在尾骶骨上两椎处陷中	妇人血崩	灸3～7壮	《针灸孔穴及其疗法便览》
腰奇	3-10	在尾闾骨端上2寸处	癫痫	将皮提起,直刺3分,再往上刺进2寸处	全国教材《针灸学》
灸血病	3-10	在第三骶骨假棘突之尖端	吐血、衄血、尿血、便血、妇人血崩	灸3～7壮	《中国针灸学》
尾穷骨	3-10	在尾闾骨端上1寸及其左右各开1寸处,共三点是穴	便秘、尿闭、痔疮、腰尻痛不能俯仰、淋病、癫痫	灸3～7壮	《针灸集成》
淋泉	3-10	取患者口寸从长强穴上量,尽处作一点记,再将口寸中点置于点记上,左右两端是穴	五淋	灸7壮	《经外奇穴治疗诀》

穴　名	图	部　　位	主　治	针灸法	备　注
小儿疳痢	3-9	尾闾骨端上 3 寸处	小儿疳痢、羸瘦、脱肛	针 3 分 灸 5 壮	《经穴治疗学》
团岗	3-10	在小肠俞穴下 2 寸处	便闭、尿闭、腰痛、腹痛	针 5 分 灸 3～7 壮	《千金方》
环中	3-10	在环跳穴与腰俞穴中间	腰腿痛、环跳风	针 10～20 分 灸 3～7 壮	《中国针灸学》
玉田	3-8	在尾骶骨上数四椎之处陷中	腰尻痛、难产	针 2～3 分 灸 3～7 壮	《针灸孔穴及其疗法便览》
贫血灵	3-8	尾骶骨上四横指，玉田穴微下处	气血亏损	灸 3～7 壮	《针灸孔穴及其疗法便览》
耀中	3-8	尾骶骨上数三椎下，当贫血灵穴微下处	难产、血崩、漏下、泄痢、痔疮	针 2～3 分 灸 3～5 壮	《针灸孔穴及其疗法便览》
下椎	3-8	在腰俞穴上数一椎下陷中	月事不调、痔疮、淋病、腰尻痛不能俯仰	针 2～3 分 灸 3～5 壮	《针灸孔穴及其疗法便览》
华佗夹脊穴	3-10	自第一胸椎下至第五腰椎下，每椎从脊中旁开 5 分处左右作点，共计三十四点	虚弱羸瘦、虚热盗汗、哮喘、一切慢性病	各灸 7～15 壮，轮番灸之	《千金翼》
中空	3-10	肾俞下 3 寸，旁开 2 寸处	腰痛难立	针 3～5 分 灸 3～7 壮	《针灸孔穴及其疗法便览》
喇麻	3-7	在天宗穴斜至腋纹头约 1 寸 5 分处，平谚请穴	喉痛	针 8～10 分	《针灸孔穴及其疗法便览》
回气	3-10	在尾骶骨尖端	五痔、大便不禁、便血	灸 5～100 壮	《千金方》

四、上肢部奇穴

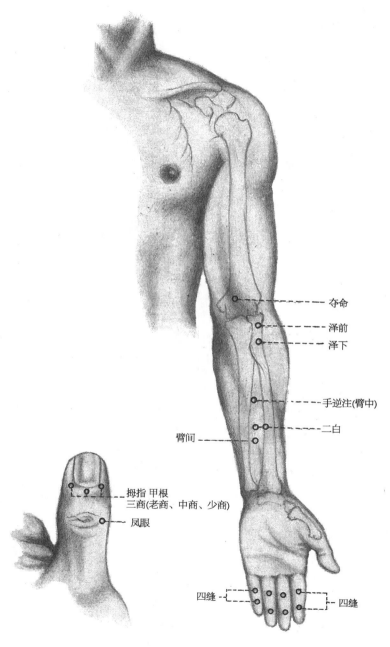

夺命

泽前

泽下

手逆注(臂中)

二白

臂间

拇指 甲根
三商(老商、中商、少商)

凤眼

四缝

四缝

图 3 - 11　上肢部奇穴图(一)

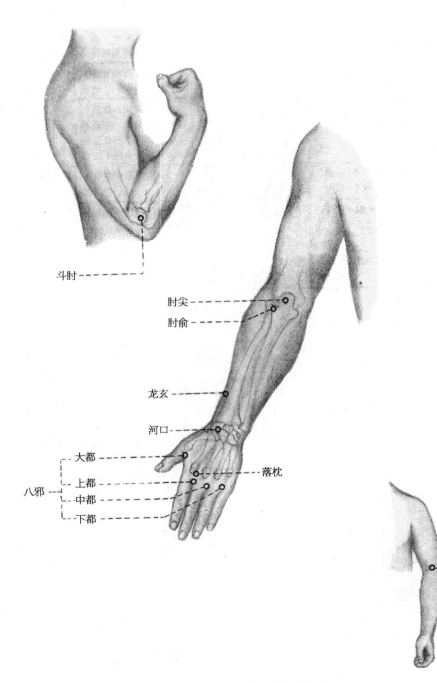

斗肘

肘尖

肘俞

龙玄

河口

大都

上都

中都

下都

八邪

落枕

小儿睡惊

图 3-12　上肢部奇穴图(二)

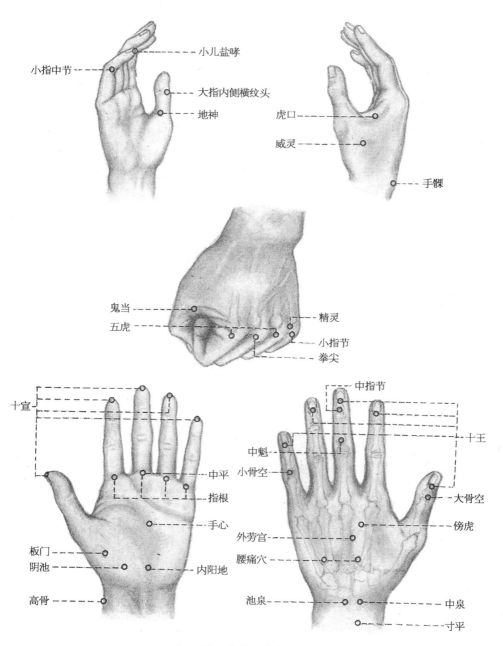

小儿盐哮

小指中节

大指内侧横纹头

地神

虎口

威灵

手髁

鬼当

五虎

精灵

小指节

拳尖

中指节

十宣

中魁

小骨空

中平

指根

手心

十王

大骨空

傍虎

外劳宫

腰痛穴

板门

阴池

内阳地

高骨

池泉

中泉

寸平

图 3－13　上肢部奇穴图(三)

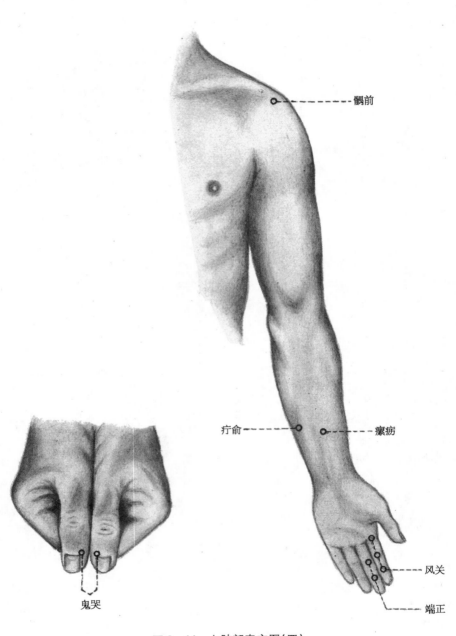

髃前

疔俞 ---- ---- �瘰疬

鬼哭

风关

端正

图 3-14　上肢部奇穴图(四)

表 3-4　上肢部奇穴表(计五十五穴)

穴　名	图	部　位	主　治	针灸法	备　注
十二井穴	略	即少商、商阳、中冲、关冲、少冲、少泽,左右计十二穴	中风卒倒,不省人事	针 1～2 分,或刺出血	《腧穴学概论》
拇指甲根(三商——少商、中商、老商)	3-11	少商:拇指内侧距爪甲角 1 分;中商:在少商穴与老商穴中间;老商:拇指外侧距爪甲角 1 分	乳蛾、感冒风寒、咳嗽	排行三针,用三棱针点刺出血	《针灸集成》
八邪	3-12	在手五指歧缝间,即大都、上都、中都、下都左右八穴之总称	头风、牙痛、目肿赤、手臂红肿、五指疼麻、鹅掌风、疠风	针 1～3 分灸 5 壮	《针灸大成》
十宣	3-13	在手十指尖端,去爪甲 1 分许	卒中、中暑、乳蛾、发狂、一切阳热有余及气血暴脱的急症	针 1 分,刺出血灸 3 壮	《针灸大成》
小儿盐哮	3-13	在手小指尖端上	顿咳、小儿盐哮、消渴	针 1～3 分灸5～7 壮	《针灸孔穴及其疗法便览》
十王	3-13	手十指爪甲后正中赤白肉际	痧证、中暑、霍乱	用三棱针刺出血,针尖斜向指关节	《经外奇穴治疗诀》
鬼哭(鬼眼)	略	使手拇指相并,于两爪甲角上取之,一说并两足踇趾甲,计四穴	癫疾、卒死口噤	灸 3 壮	穴出《千金方》,名见《医学入门》
小骨空	3-13	手小指背面中节骨尖上,握拳取之	关节痛、目痛、烂弦风、冷泪不止	灸3～5 壮	《玉龙经》

穴　名	图	部　位	主　治	针灸法	备　注
大骨空	3–13	手拇指背面中节骨尖上，握拳取之	目久痛、翳膜内障、吐泻	灸3～5壮	《玉龙经》
小指中节	3–13	在手小指中节外侧横纹头上，屈指取之	身上生瘤	刺出黄水	《针灸孔穴及其疗法便览》
大指内侧横纹头	3–13	拇指中节内侧横纹头处	五指不能伸屈、目生白翳	针1～2分灸1～2壮。治目翳须兼灸小指节穴	《针灸孔穴及其疗法便览》
中魁	3–13	手中指背面中节骨尖上，握拳取之	噎膈反胃	灸5～7壮	《玉龙经》
中指节	3–13	中指三节之前，爪甲后陷中	牙痛	灸7壮	《中国针灸学》
小指节	3–13	手小指本节骨尖上，握拳取之	久年胃病、目翳	灸3～5壮	《针灸孔穴及其疗法便览》
拳尖	3–13	手中指本节骨尖上，握拳取之	目赤、目翳、目疼	灸3壮，左灸右，右灸左	《类经图翼》
五虎	3–13	在示指与环指本节骨尖上，握拳取之，左右共四穴	手指拘挛	灸3壮	《针灸大成》
威灵	3–13	虎口下两旁歧骨间圆骨处	卒死、头痛、目眩、耳鸣、小儿急慢惊风、手背痛	针3～5分，或用指针揉、按、推、掐	《经穴汇解》
精灵	3–13	在手第四、五指夹界下0.5寸处	痰壅气促、头痛、目眩	针3～5分	《经穴汇解》
虎口	3–13	在合谷穴前歧缝处	心痛、烦热头痛、小儿唇紧、牙痛	针3分灸7壮	《千金翼》

穴　名	图	部　位	主　治	针灸法	备　注
落枕	3-12	在手背第二、第三指本节后约0.5寸处	落枕、偏头痛、胃病、咽喉痛	针5~8分	《针灸学》
傍虎	3-13	在中指和示指本节后歧骨间	咽喉痛	灸5~7壮	《经外奇穴治疗诀》
外劳宫	3-13	手背正中央	指不能伸、指掌痒麻、小儿急慢惊风、五谷不消、肚腹泄泻	针5分 灸3壮	《经外奇穴治疗诀》
凤眼	3-11	手拇指爪甲后1寸许，内侧横纹头处	小儿夜盲	灸3~5壮	《腧穴学概论》
鬼当	3-13	手拇指本节外侧横纹头处	小儿泄泻、目赤、喉痹	针1~2分 灸3~5壮	《中国针灸学》
端正	3-14	在中指第二、第三节关节横纹中央	小儿疳积	针1分	《经外奇穴治疗诀》
四缝	3-11	在手示指、中指、环指、小指四指的掌面，第二、第三节横纹中央	小儿疳积	刺出黄白色之透明液	《奇效良方》
地神	3-13	在手拇指与掌交界之横纹中央	缢死	灸7壮	《千金方》
中平	3-13	在手中指根接掌处横纹中央	口疮	针2分 灸1~3壮	《经外奇穴治疗诀》
指根	3-13	在手示指、中指、环指、小指的第一节接掌处横纹中央	手指生疔	针3分，初起时刺之 灸5~7壮	《针灸经穴图考》
手心	3-13	手掌正中心	黄疸、卒死、癫痫	针2~3分 灸1~7壮	《千金方》

穴　名	图	部　　位	主　　治	针灸法	备　注
风关	3－14	示指横纹中	小儿惊风	刺出血，并须出汗	《针灸经穴图考》
内阳池	3－13	在手掌中，大陵穴前1寸陷中	鹅掌风、咽喉痛	针5分 灸5～7壮	《经外奇穴治疗诀》
板门	3－13	鱼际穴内向掌心1寸处	齿痛、咽喉痛	针5分，或用指针法揉按	《经外奇穴治疗诀》
阴池	3－13	内阳池旁向桡侧1寸处	咳血、喉痛、嘶哑	针5分 灸3～5壮	《经外奇穴治疗诀》
高骨	3－13	掌后桡骨茎突上	手痛	灸7壮	《针灸大成》
腰痛穴		手背部腕横纹下1寸处，第二、三骨近端，计两穴	急性腰扭伤	针5～8分	全国教材《针灸学》
池泉	3－13	手背横纹中，与大陵穴相对	一切心胸痛不止	针3分 灸3壮	《经外奇穴治疗诀》
中泉	3－13	手腕背面，当阳池穴与阳溪穴中间	胃气上逆、吐血、胸中气满不得卧、掌中热、目生白翳	针3～5分 灸7壮	《奇效良方》
手髁	3－13	在手背腕上髁骨尖端	上下齿痛	灸3～7壮，左取右，右取左	《针灸集成》
寸平	3－13	手背腕横纹中央上1寸旁向桡侧4分处	有回阳起脉急救的功效	针3分	《针灸孔穴及其疗法便览》
瘰疬	3－14	掌后横纹中央上3寸半，即间使穴后5分	瘰疬	针5～7分 灸3～5壮	《针灸孔穴及其疗法便览》
疔俞	3－14	患侧神门穴后方4寸，压迫时第四、五指有感应并且疼痛者是穴	疔、痈	灸50壮	《针灸经穴图考》

170

穴　名	图	部　位	主　治	针灸法	备　注
河口	3-12	在手腕骨后陷中动脉侧	惊痫、狂走	灸3～7壮	《千金翼》
龙玄	3-12	两手侧腕列缺穴上青脉中	中风口㖞、手痛牙痛	灸7壮禁针	《针灸大成》
臂间	3-11	掌后横纹正中上，约五横指处二筋间	疔肿、前臂痛	针3～5分灸3～5壮	《针灸孔穴及其疗法便览》
手逆注（臂中）	3-11	掌后横纹正中后6寸处，当二筋之间	狂痫哭泣	针3～5分灸3～7壮	《千金方》
二白	3-11	大陵穴直上4寸处，一穴在二筋间，一穴在大筋外	痔漏或痛或痒或下血	针3～6分	《玉龙经》
泽下	3-11	尺泽穴下2寸，二筋之间	牙痛、手臂疔疮、前臂痛	针5分灸3～7壮	《经外奇穴治疗诀》
泽前	3-11	尺泽穴下1寸，直对中指处	瘿气	针5分灸3～5壮	《中国针灸学》
夺命	3-11	曲泽穴上1寸处	目眩、上膊痛、腹痛	针3分禁灸	《针灸聚英》
肘俞	3-12	在肘关节后面，当鹰嘴突起与桡骨小头间凹陷中	肘臂痛	针3分灸3～5壮	《针灸孔穴及其疗法便览》
肘尖	3-12	在肘骨尖（即鹰嘴突起尖端）屈肘取之	瘰疬、痈疔恶疡等	灸7～15壮	《千金方》
斗肘	3-12	曲池穴后，曲肘时高骨圆端处	偏瘫、肘膊痛	灸3～7壮	《经外奇穴治疗诀》
小儿睡惊	3-12	屈时横纹上3分处	小儿睡中惊、目不合	灸1壮	《太平圣惠方》
髃前	3-14	肩髃穴斜上前约1寸陷中	肩膊痛、臂不能举	针5～8分灸3～7壮	《针灸孔穴及其疗法便览》

五、下肢部奇穴

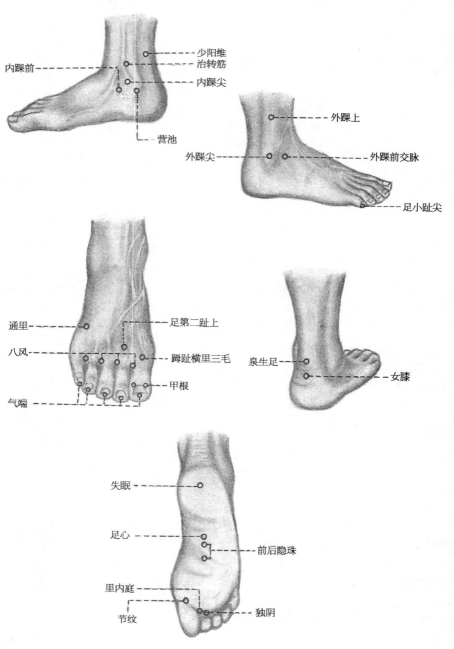

少阳维
内踝前
治转筋
内踝尖
外踝上
外踝尖
外踝前交脉
营池
足小趾尖

通里
足第二趾上
八风
蹲趾横里三毛
泉生足
甲根
女膝
气端

失眠

足心
前后隐珠

里内庭
节纹
独阴

图 3-15 下肢部奇穴图(一)

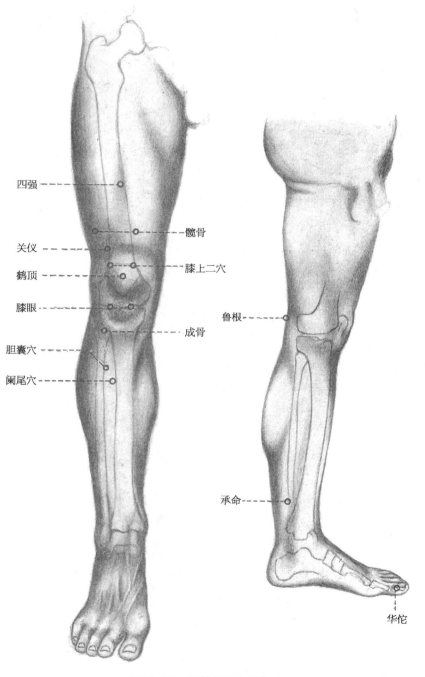

四强

关仪

鹤顶

膝眼

胆囊穴

阑尾穴

髌骨

膝上二穴

成骨

鲁根

承命

华佗

图 3-16　下肢部奇穴图(二)

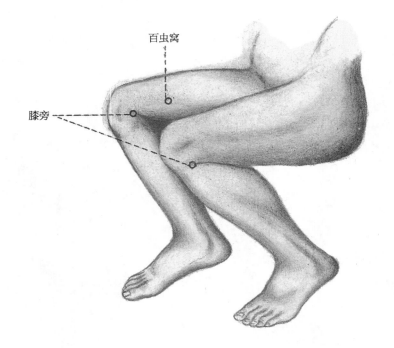

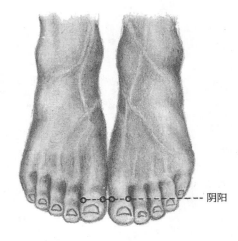

图 3－17 下肢部奇穴图(三)

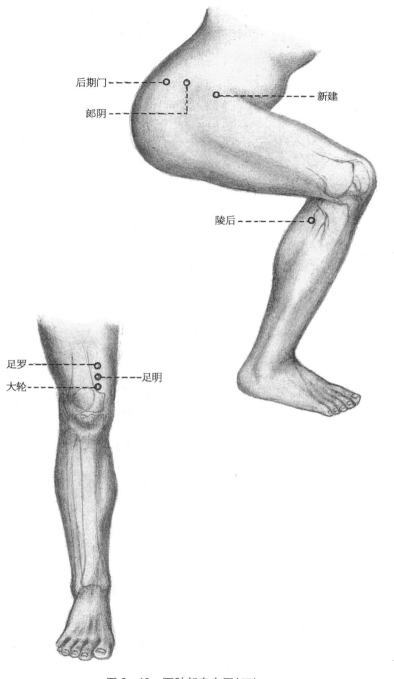

后期门

郎阴

新建

陵后

足罗

大轮

足明

图 3-18 下肢部奇穴图(四)

表 3-5　下肢部奇穴表(计四十五穴)

穴　名	图	部　位	主　治	针　灸　法	备　注
气端	3-15	在足十趾端,计十穴	脚气、卒腹痛	灸 3~14 壮	《千金方》
八风	3-15	足五趾歧缝间,左右共八穴	脚气、脚背红肿、疠风	针 1 分或刺出血灸 5 壮	《千金方》
甲根	3-15	足蹞趾端,当爪甲根的内外两侧与皮肤交接处,左右共四穴	疝气	针 1 分灸 3 壮	《针灸集成》
蹞趾横里三毛	3-15	足蹞趾背本节横纹中央	鼻衄、阴肿	针 2~3 分灸 5~7 壮	《中国针灸学》
节纹	3-15	足蹞趾节底部横纹中	癫痫(须配独阴穴)	针 2~3 分灸 3~7 壮	《针灸孔穴及其疗法便览》
阴阳	3-17	蹞趾背侧,当屈趾向里时,横纹两旁白肉际处,一足二点是穴	女子漏下赤白、卒中恶风	灸 3 壮,或随年壮	《千金方》
华佗	3-16	足蹞趾内侧,去爪甲角 5 分,赤白肉际	男子卒疝、阴囊偏大	灸 3 壮	《明堂灸经》
里内庭	3-15	在足掌面,蹞趾与次趾夹缝中	五趾痛、小儿搐搦	针 3~5 分灸 3~5 壮	《中国针灸学》
独阴	3-15	足第二趾下第二节横纹中央	疝气、女子干哕、经血不调、难产死胎、胞衣不下、癫痫	灸 3~5 壮	《针灸大成》
前后隐珠	3-15	在涌泉穴前后 5 分处,一足二点是穴	腿部疔疮	针 3 分	《经外奇穴治疗诀》
足心	3-15	在涌泉穴后 1 寸处陷中	妇女血崩、小儿搐搦、头痛眩晕,并可用于急救	针 3~7 分灸 3~5 壮	《针灸孔穴及其疗法便览》

穴 名	图	部 位	主 治	针 灸 法	备 注
失眠	3－15	足跟部正中央	足底痛、失眠	针1～3分	《腧穴学概论》
足第二趾上	3－15	在足第二趾上1寸处	水肿、齿龈炎、足背红肿	灸随年壮	《类经图翼》
足小趾尖	3－15	足小趾尖端	催产	针5分 灸3～50壮	《中国针灸学》
通里	3－15	足小趾下2寸处	妇人崩中、经水过多	针2分 灸3～7壮	《针灸集成》
外踝上	3－15	从外踝骨尖端直上3寸处	脚气、偏瘫、外踝筋急	针5分 灸3～7壮	《千金方》
承命	3－16	太溪穴直上3寸处	癫痫、下肢水肿	针5～8分 灸7～30壮	《类经图翼》
内踝前	3－15	足内踝前约一横指处	反胃	灸3壮	《针灸孔穴及其疗法便览》
营池	3－15	在足内踝前后两旁池中脉上，一足二点是穴	女子漏下赤白	灸30壮	《千金方》
内踝尖	3－15	足内踝骨尖上	足内廉转筋、牙痛、喉痹、乳蛾	灸7壮	《针灸大成》
外踝尖	3－15	足外踝骨尖上	足外廉转筋、寒热脚气	三棱针刺出血 灸7壮	《针灸大成》
治转筋	3－15	足内踝骨上中央陷中	恶疮溃烂、小腿转筋、痛风	灸7壮	《中国针灸学》
少阳维	3－15	在太溪穴和复溜穴中间，当内踝后1寸微上些	脚气	灸7壮	《外台秘要》
外踝前交脉	3－15	外踝高骨前交动脉处	齿痛、足肿痛	灸3～7壮	《针灸孔穴及其疗法便览》

陆瘦燕朱汝功　针灸腧穴图谱

穴　名	图	部　位	主　治	针 灸 法	备　注
女膝	3-15	足后跟骨上赤白肉际	牙槽风、腹痛	灸5～7壮配委中穴针刺1～2分	《经穴汇解》
泉生足	3-15	跟骨后横纹中	难产、呕吐、吞酸	针2分灸3～5壮	《中国针灸学》
阑尾穴	3-16	在上巨虚穴上约1寸许有压痛处	肠痈、腹暴痛	针1寸至1寸5分	《上海中医药杂志》(1958年11月)
胆囊穴	3-16	在阳陵泉穴下约1寸许有压痛处	胆病	针5分至1寸	《中华外科杂志》(1959年8月)
成骨	3-16	在膝外廉骨独起处，即腓骨小头端处	腰痛、膝头痛	浅刺出血	《素问》
膝眼	3-16	膝盖骨下两旁陷中，外侧为外膝眼，内侧名内膝眼	膝冷痛、脚气、中风	针5～7分灸7壮	《千金方》
膝旁	3-17	曲膝横纹两头，左右共四穴	腰痛不能俯仰、脚酸不能久立	各灸3壮，同时着火	《针灸集成》
陵后	3-18	阳陵泉穴后，隔腓骨小头处	膝痛	灸3～5壮	《针灸孔穴及其疗法便览》
鹤顶	3-16	膝盖骨正中央	瘫痪、膝痛、两腿无力	针3～5分灸7壮	《医学纲目》
膝上二穴	3-16	膝盖骨上部两旁凹陷处	膝痛	针5～8分灸3～5壮	《中国针灸学》
髋骨	3-16	膝盖骨上2寸，梁丘穴两旁外开1寸5分处	腿痛、脚肿、鹤膝风	灸7壮	《针灸大成》
关仪	3-16	膝外边上1寸宛宛中	女子阴中痛引心下及小腹绞痛、腹中寒	灸100壮	《千金方》

穴 名	图	部 位	主 治	针 灸 法	备 注
鲁根	3－16	委中穴上三横指处	月里风、膝腘痛	针1寸至1寸5分	《针灸孔穴及其疗法便览》
大轮	3－18	在膝头上内侧	月里风、膝痛	针6分至1寸灸3～5壮	《针灸孔穴及其疗法便览》
足明	3－18	大轮穴上二横指处	月里风、膝痛	针5分至1寸灸3～5壮	《针灸孔穴及其疗法便览》
足罗	3－18	大轮穴上3寸	月里风、下肢拘急、月经不调、腿膝疼痛	针5分至1寸灸3～5壮	《针灸孔穴及其疗法便览》
百虫窝	3－17	当膝内廉上3寸	风湿痒疹、下部生疮	针1～2.5寸灸5壮	《针灸大成》
四强	3－16	髌骨上缘中点直上4寸5分	下肢痿痹、瘫痪	针1.5～2寸	《针灸学》
后期门	3－18	在环跳穴直上髂骨崤上缘	难产、腿股痛	针1.5～3寸灸3～7壮	《针灸孔穴及其疗法便览》
郎阴	3－18	腿轮正中	吐血不止、腿股痛	针1.5～2.5寸灸3壮	《针灸孔穴及其疗法便览》
新建	3－18	在股骨大粗隆与髂前上棘连线中点	下肢麻木疼痛、感冒发热	针3～7分艾卷灸5～20 min	《中国针灸学》

第四部分
头针、耳针、面针、鼻针疗法

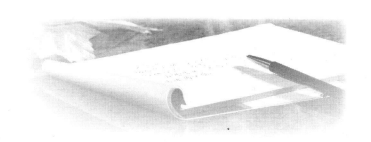

一、头针疗法刺激区

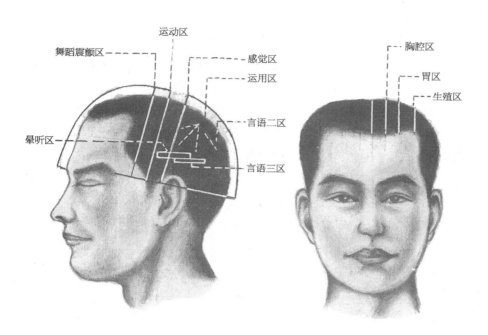

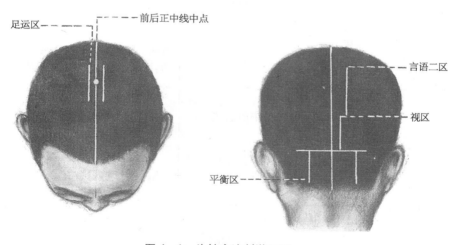

图4-1 头针疗法刺激区图

表 4-1　头针疗法刺激区表

名　　称	部　　　　位	主　　　治
运动区	上点在前后正中线①中点向后移0.5 cm处,下点在眉枕线②和鬓角发际③前缘相交处,该区在此上下两点连线上	上1/5:治对侧下肢及躯干部瘫痪 中2/5:治对侧上肢瘫痪 下2/5:治对侧中枢性面神经瘫痪、运动性失语、流涎、发音障碍
感觉区	在运动区向后移1.5 cm的平行线上	上1/5:治对侧腰腿痛、麻木、感觉异常,及后头部、颈项部疼痛和耳鸣 中2/5:治对侧上肢疼痛、麻木、感觉异常 下2/5:治对侧面部麻木、偏头痛、颞颌关节炎等
舞蹈震颤区	在运动区向前移1.5 cm的平行线上	舞蹈病、震颤麻痹、震颤麻痹综合征(一侧病变针对侧,两侧病变针双侧)
晕听区	从耳尖直上1.5 cm处,向前及向后各引2 cm的水平线	耳鸣、听力减退、眩晕等
言语二区	从顶骨结节后下方2 cm处引一平行于前后正中线的直线,向下取3 cm长直线	命名性失语
言语三区	晕听区中点向后引4 cm长的水平线	感觉性失语
运用区	从顶骨结节起分别引一垂直线和与该线夹角为40°的前后两线,长度均为3 cm	失用症
足运感区	在前后正中线的中点旁开左右各1 cm,向后引平行于前后正中线的3 cm长直线	对侧下肢疼痛、麻木、瘫痪、急性腰扭伤、皮质性多尿、夜尿、子宫脱垂等
视区	在枕外隆凸水平线上,旁开枕外隆凸1 cm,向上引平行于前后正中线的4 cm长直线	皮质性视力障碍
平衡区	在枕外隆凸水平线上,旁开枕外隆凸3.5 cm,向下引平行于前后正中线的4 cm长直线	小脑疾患引起的平衡障碍等
胃区	以瞳孔直上的发际处为起点,向上取平行于前后正中线的2 cm长直线	胃痛及腹部不适等

名　　称	部　　　　位	主　　　　治
胸腔区	在胃区与前后正中线之间,发际上下各引 2 cm 长直线	支气管哮喘、胸部不适等
生殖区	从额角处向上引平行于前后正中线的 2 cm 长直线	功能性子宫出血,配足运感区治子宫脱垂等

注:① 前后正中线:是从两眉中间至枕外粗隆下缘的头部正中连线。② 眉枕线:是从眉上缘中点至枕外粗隆尖端的头侧面连线。③ 鬓角不明显者,可从颧弓中点向上引垂直线,此线与眉枕线交叉处向前移 0.5 cm 为运动区下点。

表 4-2 头针疗法施术表

项目名称	具　体　内　容
操作方法	用 26~28 号、1.5~2.5 寸长的不锈钢毫针,针与头皮呈 30°左右夹角,用夹持进针法刺入帽状腱膜下,达到该区的应有长度后,不提插,用示指与拇指夹持针柄,使用捻转法,针身每次左右旋转 2~3 转,每分钟捻转 200 次左右,捻转 2~3 min,留针 5~10 min。捻针时或间隔时,都要嘱咐患者或其家属协助活动肢体,加强患肢功能锻炼。然后用同样方法再捻转 2 次即可起针,起针后用干棉球按压针孔,以防止出血。瘫痪患者一般每日或隔日针 1 次,连续 10~15 次为一个疗程,休息数日,再开始下一疗程
适应范围	(1) 主要用于脑源性疾病引起的瘫痪、麻木、失语等 (2) 还可治疗一些临床常见病和多发病,如眩晕、腰腿痛、夜尿等 (3) 用于多种外科手术的针刺麻醉,即头针麻醉
注意事项	(1) 对脑出血患者,要待病情及血压稳定后,再进行头针治疗 (2) 凡患者并发有高热、心力衰竭等病证时,不宜立即采用头针 (3) 头部针刺易于出血,起针时要注意用干棉球按压针孔,并要注意局部常规消毒,以防感染 (4) 由于捻针时间较长,要注意观察患者的表情,以防止晕针

二、耳针疗法刺激点

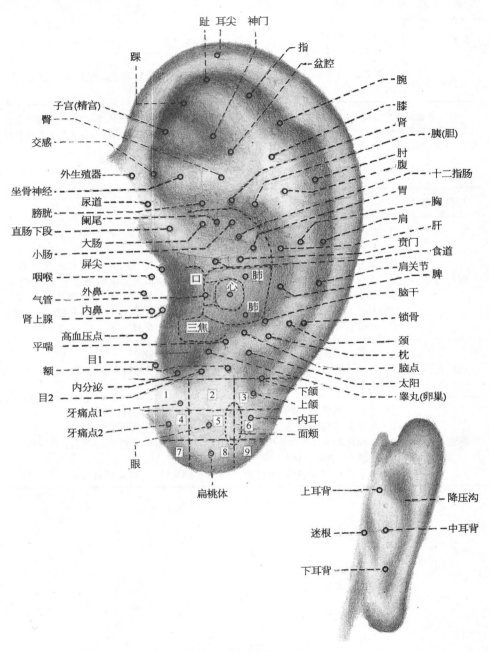

趾　耳尖　神门
指
盆腔
腕
膝
肾
胰(胆)
肘
腹
十二指肠
胃
胸
肩
肝
贲门
食道
肩关节
脾
脑干
锁骨
颈
枕
脑点
太阳
睾丸(卵巢)
下颌
上颌
内耳
面颊

踝
子宫(精宫)
臀
交感
外生殖器
坐骨神经　尿道
膀胱　阑尾
直肠下段　大肠
小肠　屏尖
咽喉　外鼻
气管　内鼻
肾上腺
平喘　高血压点
目1
额
内分泌
目2
牙痛点1
牙痛点2
眼
扁桃体

口　肺
心
肺
三焦

1　2　3
4　5　6
7　8　9

上耳背
迷根
下耳背
降压沟
中耳背

图 4-2　耳针疗法刺激点图

表4-3 耳针疗法刺激点表

分 部	穴 名	定 位	主 治
耳轮脚	膈	在耳轮脚上	呃逆、黄疸
耳轮	直肠下段	在与大肠穴同水平的耳轮处	便秘、里急后重
	尿道	在与膀胱穴同水平的耳轮处	尿频、尿急
	外生殖器	在与交感穴同水平的耳轮处	阳痿
	耳尖	将耳轮向耳屏对折时,耳郭上尖端处	发热、高血压、炎症
耳舟	指	在耳轮结节上方	相应部位疾病
	腕	在平耳轮结节突起处	
	肘	在腕与肩穴之间	
	肩	与屏上切迹同水平	
	肩关节	在肩与锁骨穴之间	
	锁骨	与耳屏切迹同水平,偏耳轮尾侧	
对耳轮上脚	趾	在对耳轮上脚的外上角	相应部位疾病
	踝	在对耳轮上脚的内上角	
	膝	在对耳轮上脚的起始部,与对耳轮下脚上缘同水平	
对耳轮下脚	臀	在对耳轮下脚外1/2处	相应部位疾病
	坐骨神经	在对耳轮下脚内1/2处	
	交感	在对耳轮下脚与耳轮内侧交界处	消化、循环系统疾病
对耳轮	腹	在对耳轮上,与对耳轮下脚下缘同水平处	腹腔疾病,消化系统、妇科疾病
	胸	在对耳轮上,与屏上切迹同水平处	胸胁痛
	颈	在屏轮切迹偏耳舟侧处	落枕、颈部扭伤、单纯性甲状腺肿
	脊椎	对耳轮的耳腔缘。以直肠下段同水平与肩关节同水平为分界线将脊椎分成三段,自上而下为腰骶椎、胸椎、颈椎	相应部位疾病

187

分 部	穴 名	定 位	主 治
三角窝	子宫（精宫）	在三角窝耳轮内侧缘的中点	月经不调、白带、痛经、盆腔炎、阳痿、遗精
	神门	在三角窝内,靠对耳轮上脚的下、中 1/3 交界处	失眠、多梦、烦躁、炎症
	盆腔	在对耳轮上、下脚分叉处	腰痛、盆腔炎
耳屏	外鼻	在耳屏外侧面的中央	鼻疖、鼻炎
	咽喉	在耳屏内侧面,与外耳道口上方相对处	咽喉肿痛
	内鼻	在耳屏内侧面,咽喉穴的下方	鼻炎、上颌窦炎、感冒
	屏尖	在耳屏上部外侧缘	炎症、疼痛性病症
	肾上腺	在耳屏下部外侧缘	低血压、昏厥、无脉症、咳嗽、气喘
	高血压点	在肾上腺与目 1 穴中点稍前	高血压
屏轮切迹	脑干	在屏轮切迹正中处	脑膜炎后遗症、脑震荡后遗症
对耳屏	脑点	在对耳屏上缘,脑干与平喘穴连线的中点	遗尿、崩漏
	平喘（腮腺）	在对耳屏的尖端	哮喘、咳嗽、疟腮
	皮质下	在对耳屏的内侧面	失眠、多梦、炎症、疼痛性病症
	睾丸（卵巢）	在对耳屏的内侧前下方,是皮质下穴的一部分	生殖系统疾病
	枕	在对耳屏外侧面的后上方	神经系统疾病、皮肤病、昏厥
	额	在对耳屏外侧面的前下方	头痛、头昏
	太阳	在对耳屏外侧面,枕与额穴之间	偏头痛
屏间切迹	目 1	在屏间切迹前下方	青光眼
	目 2	在屏间切迹后下方	近视
	内分泌	在屏间切迹底部	生殖系统疾病、妇科病
耳轮脚周围	食道	在耳轮脚下方内 2/3 处	恶心、呕吐、吞咽困难
	贲门	在耳轮脚下方外 1/3 处	恶心、呕吐

分 部	穴 名	定 位	主 治
耳轮脚周围	胃	在耳轮脚消失处	胃痛、呃逆、呕吐、消化不良
	十二指肠	在耳轮脚上方外 1/3 处	胆道疾病、十二指肠溃疡
	小肠	在耳轮脚上方中 1/3 处	消化系统疾病、心悸
	大肠	在耳轮脚上方内 1/3 处	痢疾、腹泻、便秘
	阑尾	在小肠与大肠穴之间	肠痛
耳甲艇	膀胱	在对耳轮下脚的下缘,大肠穴直上方	膀胱炎、尿闭、遗尿
	肾	在对耳轮下脚的下缘,小肠穴直上方	泌尿、生殖、妇科疾病、腰痛、耳鸣
	胰(胆)	在肝、肾穴之间,左耳为胰,右耳为胆	胰腺炎、糖尿病、胆道疾病
	肝	胃、十二指肠穴的后方	肝炎、眼病
	脾	肝穴下部分	消化系统疾病、血液病
耳甲腔	口	在耳甲腔,紧靠外耳道口的后壁	口眼㖞斜
	心	在耳甲腔中心最凹陷处	心血管系统疾病
	肺	心穴的上下外三面	呼吸系统疾病、皮肤病
	气管	在口与心穴之间	咳嗽
	三焦	在口、内分泌、皮质下和肺穴之间	便秘、水肿
耳垂	牙痛点 1	在耳垂 1 区的外下角	拔牙、牙痛
	牙痛点 2	在耳垂 4 区的中央	
	上颌	在耳垂 3 区正中处	牙痛、下颌关节痛
	下颌	在耳垂 3 区上部横线之中点	
	眼	在耳垂 5 区的中央	眼病
	面颊	在耳垂 5、6 区交界线之周围	三叉神经痛、口眼㖞斜
	内耳	在耳垂 6 区正中稍上方	耳鸣、听力减退、中耳炎
耳垂	扁桃体	在耳垂 8 区正中	喉蛾

分　部	穴　名	定　　位	主　　治
耳郭背面	降压沟	在耳郭背面,由内上方斜向外下方行走的凹沟处	高血压
	上耳背	在耳背上方的软骨隆起处	皮肤病、坐骨神经痛、背痛
	中耳背	在上耳背与下耳背之间最高处	
	下耳背	在耳背下方的软骨隆起处	
耳郭背面	耳迷根	在耳郭背与乳突交界处(相当于耳轮脚同水平)的耳根部	胃痛、胆道蛔虫症、腹泻、气喘、鼻塞

表 4 - 4　耳针疗法施术表

项目名称	具　体　内　容
操作方法	(1) 寻找反应点:根据疾病的需要,在选用的穴区内寻找反应点,方法可用探针、针柄按压,其有压痛显著处,即是反应点;亦可用耳穴探测仪测定,其皮肤电阻降低,导电量明显增高处,即为反应点。反应点即针刺部位 (2) 针刺:耳部消毒后,用 0.5 寸短柄毫针或特定之图钉型揿针,进针深度以穿破软骨但不透过对侧皮肤为度。留针时间 20~60 min,留针期每隔 10~20 min 捻针 1 次。比较顽固的疾病,也可用图钉型揿针埋入反应点,用橡皮胶封固,埋藏 3~7 日。可每日或隔日治疗 1 次,连续 10 次为一疗程,然后休息数日,再开始下一疗程
注意事项	(1) 严密消毒,预防感染 (2) 耳郭冻伤和有炎症的部位禁针 (3) 有习惯性流产史的孕妇应禁用,对年老体弱的高血压、动脉硬化患者,针刺前后应适应休息 (4) 对扭伤及肢体活动障碍的患者,进针后,嘱其适当活动患部,或在患部按摩、加灸等,以增强疗效

三、面针疗法刺激点

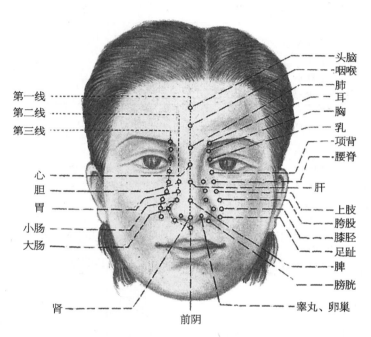

图 4-3　面针疗法刺激点图

表 4 - 5　面针疗法刺激点表

区别	名　称	部　　　位	名　称	部　　　位
额区	首面点	在额之正中部	肺点	在两眉之间,阙中处
	咽喉点	在首面点与肺点之间,阙上部		
鼻区	心点	在肺点之下方,下极处,当两目之中间	脾点	在肝点之下方,当鼻尖上面王处
	肝点	在心点之下方,挟两颧之间	胃点	在脾点之两旁,胆点之下方,当鼻翼中央方上处
	胆点	在肝点之左方,当目内眦直下,鼻梁上		
口区	膀胱、子宫点	在面王以下人中沟处	股里点	在口角旁巨分处
眼区	膺乳点	在目内眦上		
耳区	小肠点	在面王之上旁,两颧之内	背点	在挟绳之上处,当耳屏之前方
	大肠点	在胃点之外方,当面颊部中央,颧骨下缘	股点	在耳下,牙车之上部,当耳垂与下颌角间三分之一处
	肾点	在大肠点之外方,颊部	膝点	在股点之下方,当耳垂与下颌角间三分之二处
	脐点	在肾点之下方,颊部	膝膑点	在巨屈处,正当下颌角上
	肩点	在大肠点之上方,当颧骨上	胫点	在膝膑点之前方,当下颌角之前
	臂点	在肩点之后方,当颧骨弓上缘	足点	在胫点之前方,当大肠点之直下
	手点	在臂点之下方,当颧骨弓下缘		

表 4 - 6　面针疗法施术表

项目名称	具　体　内　容
敏感点的探索	用针柄端或特制的探索针在相应区域附近进行探查,遇有压痛处即是敏感点。如敏感点不明显时,可用经络测定仪的探索器探查,方法同鼻针

项目名称	具 体 内 容
针刺方法	用 30～32 号毫针,分别按敏感点所在处皮肤之厚薄,依 15°、45°、90°的方向徐徐刺入,待得气后留针 10～30 min,每隔 5～10 min 捻转 1 次,如因疾病需要,也可用皮内埋针法。补泻手法可以参考毫针刺法。疗程一般 10次,间日或每天进行治疗,两疗程之间可休息 7 日
注意事项	(1) 探索时用力要平匀,用经络测定仪探索时皮肤须保持干燥 (2) 取穴须以中医的辨证论治为基础,结合阴阳五行和脏腑的生克关系进行处方,也可以和针灸处方同用

四、鼻针疗法刺激点

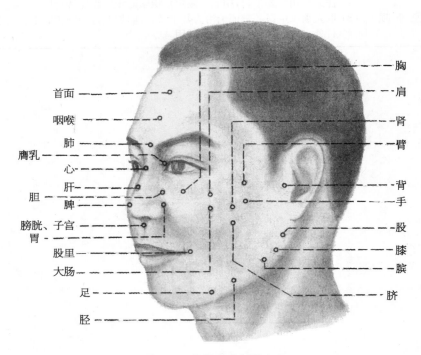

首面
咽喉
肺
膺乳
心
肝
胆
脾
膀胱、子宫
胃
股里
大肠
足
胫

胸
肩
肾
臂
背
手
股
膝
膑
脐

图 4-4　鼻针疗法刺激点图

表 4-7 鼻针疗法刺激点表(一)

名称	部位	名称	部位
头脑点	在额之正中	脾点	在肝点之下,鼻梁骨之下段处
咽喉点	在脑点与肺点之间,阙上处	肾点	在鼻尖,面王处
肺点	在两眉之间,阙中处	前阴点(外生殖器)	在鼻中隔下端尽处
心点	在肺点之下,上极处	睾丸卵巢点	在鼻尖之左右
肝点	在心点之下,鼻梁骨之上段处		

第一线,起于前额,止于人中之上端,共九点。

表 4-8 鼻针疗法刺激点表(二)

名称	部位	名称	部位
胆点	在内眦之下方,肝点之外方	大肠点	在小肠点之下,鼻翼正中部
胃点	在胆点之下,脾点之外方	膀胱点	在大肠点之下,鼻翼壁尽处
小肠点	在胃点之下,鼻翼上三分之一处		

第二线,起于目内眦之下方,紧靠鼻骨左右各一行,至鼻翼外壁下端尽处止,共五点。

表 4-9 鼻针疗法刺激点表(三)

名称	部位	名称	部位
耳点	在眉本,即眉之内头处	上肢点	在腰脊点之下方,与脾点相平
胸点	在眉棱骨之下,目窠之上	胯股点	在上肢点之下方,与鼻翼上部相平
乳点	在睛明穴之上方	膝胫点	在胯股点之下方
项背点	在睛明穴之下方	足趾点	在膝胫点之下方,与膀胱点相平
腰脊点	在两颧之内方,与肝点相平		

注:以上各点,均主治各相应脏腑、器官的一切疾病。

第三线,起于眉本,下行于第二线之外方,至鼻翼尽处止,共九点。

表 4 - 10 鼻针疗法施术表

项 目 名 称	具 体 内 容
敏感点的探索	用经络测定仪的探索器,于鼻区相应的刺激点附近进行探索,当通电至 130～180 μA 时,敏感点即会有如针刺或火灼样的疼痛
针刺方法	用 30～32 号半寸长的毫针,以轻缓手法捻转进针,待患者觉有酸胀感时为止,每隔 10 min 捻转 1 次,一般进针 1～2 分深即可
针刺方向和留针时间	按照探索时通电量最大的方向呈 15°～20°角横针刺入,一般在得气后留针 10～20 min
注意事项	(1) 探索敏感点时,应先以干棉球擦干鼻部,以免因湿润而使电阻减低,出现假敏感点(尤以鼻翼上三角窝部、鼻中隔下方、鼻翼壁下端、大眼角附近最需注意) (2) 探索时压力要轻微平均,如用力过大则电阻又会降低,而使通电量加大,失却敏感点之准确性

第五部分
挑针疗法和陶针疗法

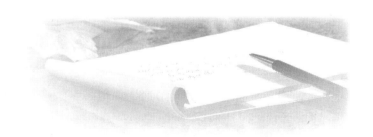

一、挑针疗法刺激点

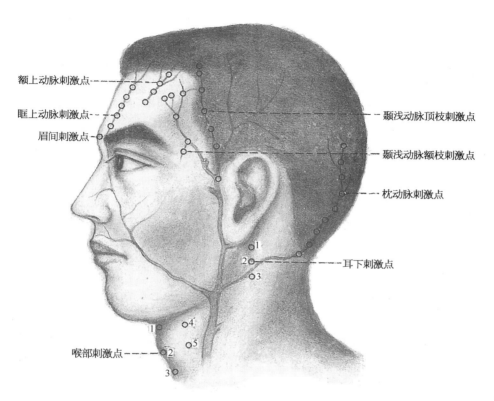

額上动脉刺激点

眶上动脉刺激点

眉间刺激点

颞浅动脉顶枝刺激点

颞浅动脉额枝刺激点

枕动脉刺激点

耳下刺激点

喉部刺激点

(a) 头颈部

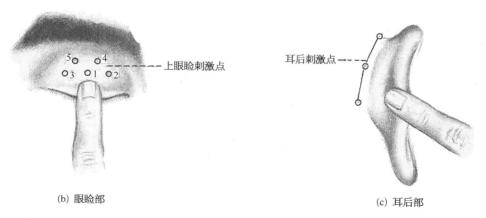

上眼睑刺激点

耳后刺激点

(b) 眼睑部

(c) 耳后部

图 5 - 1　挑针疗法头面部刺激点图

表 5-1　挑针疗法头面部刺激点表

名　称	部　位	取　法	主　治	操　作　法
颞浅动脉额枝刺激点	在颞颥部颞浅动脉额枝处	用中指、示指两指尖,自耳轮脚处沿动脉跳动处向上探索到额角发际动脉尽端为止*,把所找到的径路用碘酊(碘酒)或红汞水点记下来。一般以一至二横指距离作一挑针点。局部头发用剃刀剃净	偏正头痛、头晕、感冒、神经衰弱,结膜炎、一切热性病	以中号或大号的缝衣针一枚,自上而下进行挑刺,每点挑3～6针,每针摆动10～20次。热性病可出血
颞浅动脉顶枝刺激点	在耳前直上发际当颞浅动脉顶枝处	同上法,沿耳轮脚直上顶部,在该动脉顶枝部取之	偏正头痛、头晕、脑涨、一般性热病	以中号或大号的缝衣针一枚,自上而下进行挑刺,每点挑3～6针,每针摆动10～20次。热性病可出血
额上动脉刺激点	在眉头直上发际,额上动脉处	此动脉不易触知,可按并行之静脉寻找,或可在该部以手指推按出陷沟处,进行挑针。各点之间的距离同上	偏头痛、额神经痛、感冒、眼疾及一般热性病	以中号或大号的缝衣针一枚,自上而下进行挑刺,每点挑3～6针,每针摆动10～20次。热性病可出血
眶上动脉刺激点	在眉毛中部,当眶上神经及前额发际眶上动静脉处	探索眶上动脉的部位,取法同额上动脉刺激点	偏头痛、额神经痛、感冒、眼疾及一般热性病	以中号或大号的缝衣针一枚,自上而下进行挑刺,每点挑3～6针,每针摆动10～20次。热性病可出血
眉间刺激点	在两眉之间	鼻尖直上两眉中间,当印堂穴处取之	头痛、头晕、眼病发热、小儿搐搦	以大号针一枚,由下向上多穿些皮肤,向上下左右摆动,使针口扩大流出少量血液
枕动脉刺激点	在枕骨下际,当枕动脉处	自下而上,从风池穴起沿距正中线2寸处的枕骨部探索,即当枕动脉处取之	神经衰弱、头痛、头晕	局部头发用剃刀剃净,手术同颞浅动脉点

名　　称		部　　位	取　　法	主　　治	操　作　法
上眼睑刺激点	1	在上眼睑中部正对瞳孔,当睑内侧动脉上	令患者闭眼,术者以拇指、示指两指,分别按在上睑睫眶缘处,两指轻轻张开,当睑上正中的毛细血管分叉处取之	急慢性结膜炎、沙眼、睑腺炎、角膜溃疡、角膜云翳、近视、散光、视神经疾患	在挑针部消毒后,用细长之缝衣针一枚,术者左手把上睑向上拉紧,持针的右手把针尖轻按在施术部位上,然后放松左手,使拉紧的皮肤压向针尖,再把针尖往上轻提,即可刺透皮肤
	2	在上眼睑刺激点内侧约3分处			
	3	在上眼睑刺激点外侧约3分处			
	4	在上眼睑刺激点"1"和"2"的上方,适与二点成正"△"			
	5	在上眼睑刺激点"1"和"3"的上方,适与二点成正"△"			
喉部刺激点	1	在喉结之上凹陷中	令患者仰头靠背,在甲状软骨结节前凹陷部取之	急慢性喉炎、咽炎、扁桃体炎等上呼吸道感染	取较细的缝衣针一枚,按上法徐徐施术
	2	在甲状软骨和环状软骨交界处的前中部凹陷处	令患者仰头靠背,在喉部刺激点"1"之直下,当两软骨交接处的中心		
	3	在天突穴处	令患者仰头靠背,在喉部刺激点"2"之直下,当胸骨切迹中央,左右胸锁乳突肌之间取之		
	4	在甲状软骨颈节之旁,与胸锁乳突肌前缘所构成的凹陷处	在喉部刺激点"1"的外方,人迎穴处取之		
	5	在甲状软骨和环状软骨交纹旁与胸锁乳突肌前缘所构成的凹陷处	在喉部刺激点"2"的外方,当喉部刺激点"4"直下处取之		

陆瘦燕朱汝功

针灸腧穴图谱

名　称		部　位	取　法	主　治	操　作　法
耳下刺激点	1	在耳下,耳垂后,相当翳风穴处	在耳垂后方,当乳突和下颌骨中间的凹陷处取之	眼病、热性头痛	取较细的缝衣针一枚,按上法徐徐施术,出血为佳
	2	在耳垂后下方,翳风穴直下	在耳下刺激点"1"直下一横指处取之		
	3	在耳下曲颊后,大筋前	在下颌角后方,胸锁乳突肌停止部前缘的凹陷处,当耳下刺激点"2"直下一横指处取之		
耳后刺激点		在耳郭根后上半部	引耳向前,显露浅表血管,刺激点根据所显露的血管数而定	急性结膜炎、眼底或视神经充血	取普通缝衣针一枚,把耳郭根后露出的小血管挑破

注:＊如动脉跳动不明显,可先用手指或酒精棉花球用力摩擦几次,使动脉充血而怒张,然后探索。

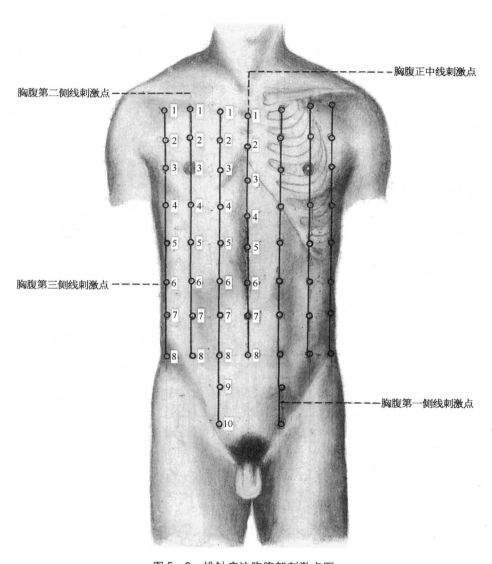

胸腹正中线刺激点

胸腹第二侧线刺激点

胸腹第三侧线刺激点

胸腹第一侧线刺激点

图 5－2 挑针疗法胸腹部刺激点图

表 5-2　挑针疗法胸腹部刺激点表

名　称	部　位	取　　法	主　治	操作法
胸腹正中线刺激点	在胸腹正中线上,由胸骨柄上凹陷处至耻骨联合部	自胸骨柄凹陷处至脐作六等分,连头尾共得七点,去脐中一点,上得六点。再以这一等距由脐向下取二点,此线共作八点。自上而下分别称为胸腹正中线 1、2、3……8	胸部刺激点:胸痛、肋间神经痛、感冒及一切热证。腹部刺激点:急慢性胃肠炎、胃及十二指肠溃疡、胃肠痉挛及神经痛、膀胱炎、月经不调、经痛、腹膜炎	取普通缝衣针一枚,按照一般手术程序进行挑针
胸腹第一侧线刺激点	在中线两旁各开 2 寸处,自锁骨下缘至耻骨上缘	在正中线与乳头线的中点作一垂线,以此线上下端的距离作九等分,连头尾共得十点。自上而下分别称为胸腹第一侧线 1、2、3……10		
胸腹第二侧线刺激点	锁骨中线,即通过乳头之垂线,自锁骨上窝至腹股沟	通过乳头作一垂线,以此线上下端的距离作七等分,连头尾共得八点。自上而下分别称为胸腹第二侧线 1、2、3……8		
胸腹第三侧线刺激点	在第二侧线外方各开 2 寸处,自肩关节至髂前上棘	在第二侧线之外,以第二侧线与第一侧线的距离,再作一并行的垂线,以此线的长度作七等分,连头尾共得八点。自上而下分别称为胸腹第三侧线 1、2、3……8		

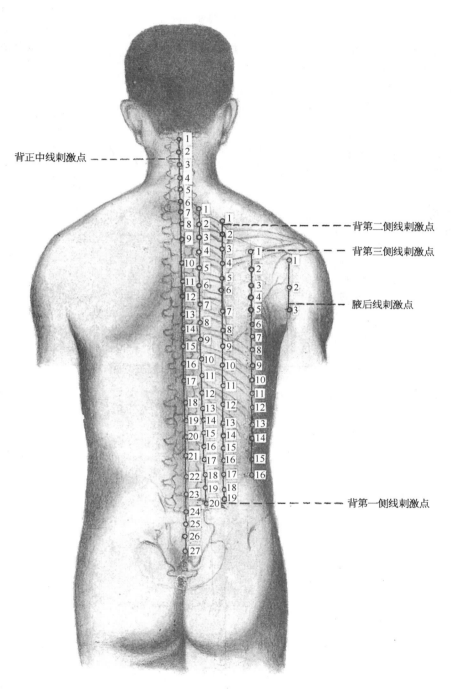

背正中线刺激点

背第二侧线刺激点

背第三侧线刺激点

腋后线刺激点

背第一侧线刺激点

图5-3 挑针疗法腰背部刺激点图

表5-3 挑针疗法腰背部刺激点表

名　称	部　位	取　　法	主　治	操作法
背正中线刺激点	在背部脊柱上	自枕骨下颈椎的棘突起至尾闾骨尖端止，当脊椎棘突下取之，共二十七点。分别称为背中线1、2、3……27	（1）风湿痛、腰背神经痛、胃痛（2）背第一侧线1～7治急慢性睑腺炎肿及其他一切眼病，7～10治颈淋巴结核（3）背正中线2、3治小儿高热及痉挛，有解毒作用	均采用一般挑针手术
背第一侧线刺激点	在脊椎横突外方的垂线上	自第七颈椎横突起至骶骨上缘止，全线共二十点。分别称为背第一侧线1、2、3……20		
背第二侧线刺激点	在肩胛骨内缘的垂线上	自第一肋骨上缘起至髂后下棘下2寸止，全线共十九点。分别称为背第二侧线1、2、3……19		
背第三侧线刺激点	在通过肩胛骨冈上窝和肩胛下角的垂线上	自冈上窝起至髂嵴止，全线共十六点。分别称为背第三侧线1、2、3……16		
腋后线刺激点	在肩下腋缝上	令患者垂手，上臂紧靠身躯，自肩关节下至腋缝头止，共三点。分别称为腋后线1、2、3		

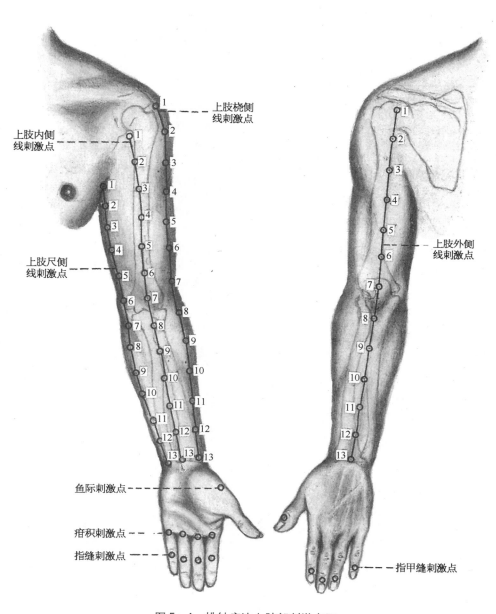

上肢桡侧
线刺激点

上肢内侧
线刺激点

上肢尺侧
线刺激点

上肢外侧
线刺激点

鱼际刺激点

疳积刺激点

指缝刺激点

指甲缝刺激点

图 5-4　挑针疗法上肢部刺激点图

表5-4　挑针疗法上肢部刺激点表

名　称	部　位	取　法	主　治	操作法
上肢内侧线刺激点	在上肢内侧中间	在上肢内侧，通过肘弯作一直线，自肩关节起至腕关节止，全线共十三点。称为上肢内侧1、2、3……13	神经痛、风湿痛、肌肉麻痹、关节痛等	均采用一般挑针手术
上肢外侧线刺激点	在上肢外侧中间	在上肢外侧，通过肘关节作一直线，自肩关节起至腕关节止，全线共十三点。称为上肢外侧1、2、3……13		
上肢尺侧线刺激点	在上肢尺侧	在上肢后侧，通过尺骨鹰嘴突和尺骨茎突作一直线，自肩关节至腕关节止，全线共十三点。称为上肢尺侧1、2、3……13		
上肢桡侧线刺激点	在上肢桡侧	在上肢前侧，通过桡骨茎突作一直线，自肩关节至腕关节止，全线共十三点。称为上肢桡侧1、2、3……13		
鱼际刺激点	在鱼际穴处	在手拇指第一掌骨之中间，赤白肉际取之	疳积	采用一般挑针手术，挤出一点黄色浆液为佳
疳积刺激点	在掌指横纹的中间	在掌面与手四指相接的横纹中取之	疳积	采用一般挑针手术，出血为佳
指缝刺激点	在第二节横纹中间，相当四缝穴	在手指第二节横纹中点取之	小儿消化不良、慢性腹膜炎、疳积	采用一般挑针手术，出血为佳
指甲缝刺激点	在指甲背缝中间	在手指背部，指甲后，皮肤附着部的中点	小儿消化不良、慢性腹膜炎、疳积	采用一般挑针手术，出血为佳

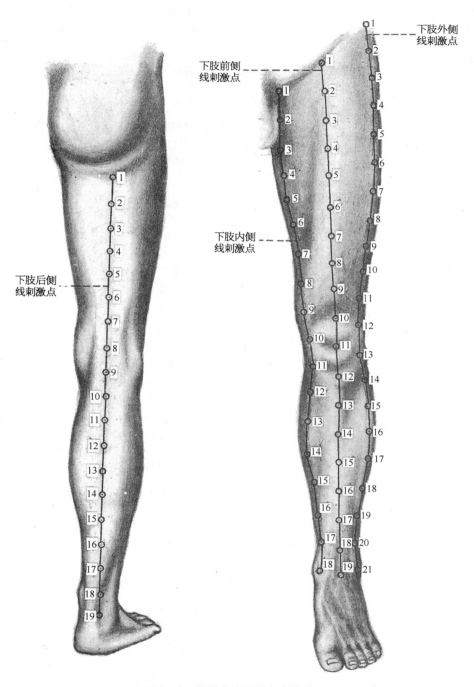

下肢外侧线刺激点

下肢前侧线刺激点

下肢内侧线刺激点

下肢后侧线刺激点

图 5-5 挑针疗法下肢部刺激点图

表 5-5 挑针疗法下肢部刺激点表

名　称	部　位	取　法	主　治	操作法
下肢前侧线刺激点	在下肢前侧，通过膝膑正中的垂线上	自腹股沟部起至足踝关节前面横纹处止，作十八等分。自上而下称为下肢前侧线 1、2、3……19	神经痛、风湿痛、肌肉麻痹等	采用一般挑针手术
下肢后侧线刺激点	在下肢后侧，通过膝腘和腓肠部的垂线上	自臀下横纹起至足外踝后与跟腱所构成的凹陷处止，作十八等分。自上而下称为下肢后侧线 1、2、3……19		
下肢内侧线刺激点	在下肢内侧，通过阴股膝内和足胫后缘的垂线上	自腹股沟后方起至足内踝止，全线作十七等分。自上而下称为下肢内侧线 1、2、3……18		
下肢外侧线刺激点	在下肢外侧，通过股外膝膑外和小腿外侧的垂线上	自髂前上棘起至足外踝前方止，全线作二十等分。自上而下称为下肢外侧线 1、2、3……21		

表 5-6 挑针疗法施术表

项目名称	具　体　内　容
操作法	(1) 用普通灭菌缝衣针一枚（大号或小号视病而异），在消毒过的刺点上用揉力均匀地刺入皮肤，针体沿皮肤平行的方向横卧而进，待针尖进入皮肤后，医生用左手示指轻轻将皮肤向针尖推压，持针的右手乘机着力，将针穿过皮肤，然后提高针尖，慢慢摆动几下，或挟住针尖微微捻转数圈，使皮下纤维缠在针尾上，拔出针身如缝衣之状，使皮下纤维随针拉出，用刀割断之。如此反复施术，直到纤维拉尽时为止 (2) 先用 0.5% 的普鲁卡因 1～2 ml，注入刺点皮下，医生用较粗的钢针挑起施术部的皮肤，用手术刀一宽约 0.5 分的切口，用针尖挑起皮下的纤维组织割断之，再挑再割，直至挑净为止
疗　程	第一法以 3～7 日为一疗程较宜，第二法若需在同一刺点上施术须间隔 3 周
注意事项	(1) 患者须取卧位 (2) 施术前医者的手指和患者的皮肤以及用具均须严格消毒 (3) 术后须用橡皮膏将针孔封住 (4) 进行手术，须随时注意患者有无晕针现象，若出现恶心、头晕即须停止施术 (5) 如手术后出血不止，可以撒上金伤散（药店中有成药出售）或汞溴红（红汞水）
适应证	咽喉炎、急性胃肠炎、慢性胃肠炎、消化性溃疡、消化不良、牙痛、扁桃体炎、膀胱炎、各种神经痛、神经麻痹、痛风、痛经、小儿疳积、瘰疬、结膜充血、急慢性结膜炎、视神经乳头炎、角膜溃疡、睑腺炎、沙眼、近视、远视、散光

二、陶针疗法刺激部位

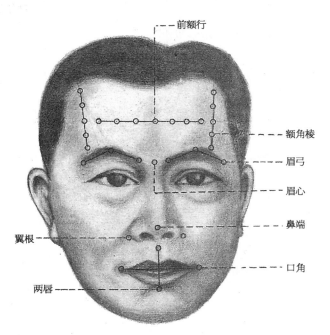

前额行

额角棱

眉弓

眉心

鼻端

翼根

口角

两唇

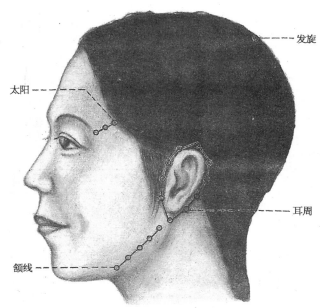

发旋

太阳

耳周

颌线

图 5-6　陶针疗法头面部刺激部位图

表 5-7　陶针疗法头面部刺激部位表

名　称	部 位 和 刺 法	主　　治
发旋	在头顶部头发旋窝之中心,若发旋不明者,可取用百会穴代替,若有双发旋者,可以在两发旋上分别施治。各种刺激法如下: (1) 点刺——在发旋处单刺 1 针 (2) 丛刺——取发旋刺 1 针,前、后、左、右各 1 针,如梅花形,共 5 针 (3) 散刺——以发旋为中心,如星形向四周散刺 (4) 集中刺——由发旋周围一横指处向中心集中针刺 (5) 扩散刺——由发旋处向四周 2～3 横指部扩散针刺	伤暑、中风、干霍乱、小儿夜啼、客忤、急惊风
前额行	以前发际与眉心的中点(即 1 寸 5 分处)为基点,在前额横列排刺 5～7 针	感冒、痛经
额角棱	由眉角至发角纵列于侧额部,行刺 5 针	眼红痛
眉心	在两眉头之中央,点刺 1 针	感冒、中暑、中风、眼红痛、急惊、慢惊
眉弓	在眉上,取眉头、眉腰、眉尾进行点刺	眼红痛
太阳	在眉棱角后侧至曲隅部横列排刺 3～5 针	感冒、中暑、眼红痛、痛经
鼻端	在鼻端准头之正中,点刺 1 针	小儿急慢惊风
翼根	在鼻翼根与面部相接处,左右各点刺 1 针	小儿慢惊风
两唇	上唇即水沟穴,点刺 1 针或排刺 3～5 针;下唇即承浆穴,点刺 1 针	中暑、伤暑、中风、急惊风
口角	在两口吻角处,各点刺 1 针	小儿惊风、颜面抽痛、口眼㖞斜
耳周	环绕耳郭周围成一封闭曲线,环刺 10 针	胁痛、泄泻*、耳痛、痄腮
颌线	在颊部,沿上下颌骨排刺 5 针	齿痛、痄腮

注:﹡泄泻取耳郭背部进行散刺。

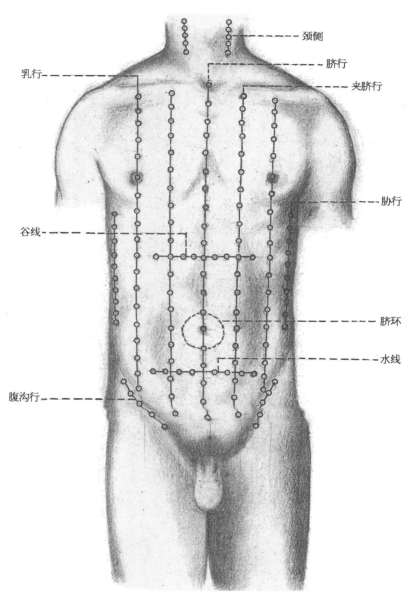

图 5-7 陶针疗法胸腹部刺激部位图

颈侧
脐行
夹脐行
乳行
谷线
腹沟行
肋行
脐环
水线

表 5-8　陶针疗法胸腹部刺激部位表

名称	部位和刺法	主　治
颈侧	在喉部喉结两侧行刺 5～7 针	哮喘、喉痛
脐行	即胸腹正中线。由胸骨切迹起至耻骨上际行刺 20 针。视病情需要可全刺或分段选刺	泄泻、霍乱、疝气、痛经、腹痛（取腹部刺激点）、呕吐（取胸部刺激点）
夹脐行	在脐行和乳行之间。针刺数与分段选刺原则均同脐行	泄泻、腹痛、小儿夜啼、慢惊风
乳行	通过乳头的纵线。针刺数与分段选刺原则均同脐行	呕吐
脐环	距脐孔 2～3 横指处环刺成一封闭曲线	霍乱
谷线	以胸骨剑突之尖端和脐孔之中点为基点,横列排刺7～9针	呕吐、腹痛
水线	以脐孔和耻骨上缘之中点为基点,横列排刺 7～9 针	闭尿
胁行	在侧胸部,自腋窝过第十一肋端下至与脐孔相平处,纵列行刺 10 针	胁痛
腹沟行	在腹股沟处,排刺 5 针	疝气、闭尿

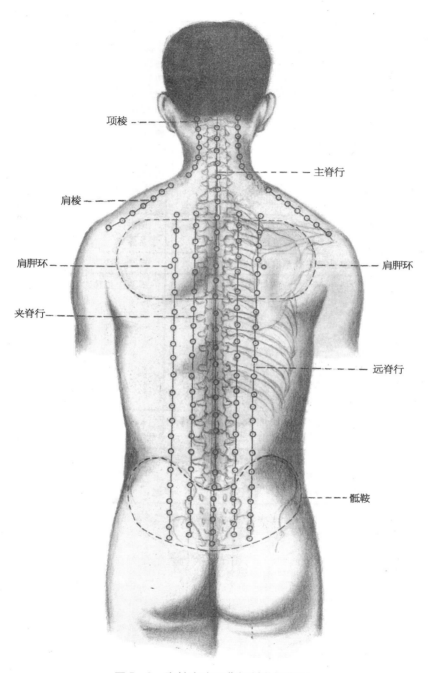

项棱

主脊行

肩棱

肩胛环 —————————————— 肩胛环

夹脊行

远脊行

骶鞍

图 5-8 陶针疗法腰背部刺激部位图

表5-9　陶针疗法腰背部刺激部位表

名称	部 位 和 刺 法	主 治
主脊行	自第一颈椎下至尾椎,纵列行刺29针,每椎1针,视病情①可全刺或分段选刺(每一刺激点均在棘突下)	感冒、中暑、伤暑、中风、虚劳、哮喘、痹病、腰痛、历节风、干霍乱、牙痛、眼红肿、疔疮、痈疽、痄腮、小儿夜啼、客忤、急慢惊风、小儿瘫痪
项棱	颈椎两侧纵列各一行,刺7针	感冒、哮喘、牙痛、眼红痛、喉痛、痄腮、小儿夜啼、百日咳
夹脊行	自胸椎至骶椎两侧各一行,当脊椎横突之外方,纵列行刺22针,视病情②可全刺或分段选刺	感冒、中暑、伤暑、中风、虚劳、痹病、腰痛、胁痛、历节风、泄泻、呕吐、霍乱、腹痛、疝气、闭尿、遗尿、牙痛、耳痛、喉痛、痛经、小儿夜啼、客忤、百日咳、慢惊风、小儿瘫痪
远脊行	自胸椎至骶椎挟脊约二横指处,纵列行刺22针,视病情③可全刺或分段选刺	中暑、伤暑、中风、痹病、腰痛、历节风、小儿瘫痪
肩棱	自颈部和肩部接界处至肩端排刺5~7针	喉痛、痈疽、小儿瘫痪
肩胛环	以膏肓穴为核心,包括两肩胛骨在内,作一椭圆形,刺激法如下: (1) 散刺——以膏肓穴(肩胛核心)为中心作星形刺 (2) 集中刺——自距一横指处向膏肓穴集中 (3) 扩散刺——自膏肓穴向周围2~3横指处扩散 (4) 环刺——沿椭圆线进行针刺	感冒、虚劳、哮喘、百日咳、小儿瘫痪
骶鞍	在骶骨部作一马鞍形环状曲线。可从尾骨端向上作散刺或作集中刺与扩散刺	虚劳、哮喘、腰痛、历节风、干霍乱、遗尿、痛经、小儿瘫痪

　　注:① 全身病全刺,局部病分段刺,如齿和眼病刺颈椎段,腰痛刺腰椎段等。② 选刺原则和主脊行同。③ 选刺原则和主脊行同。

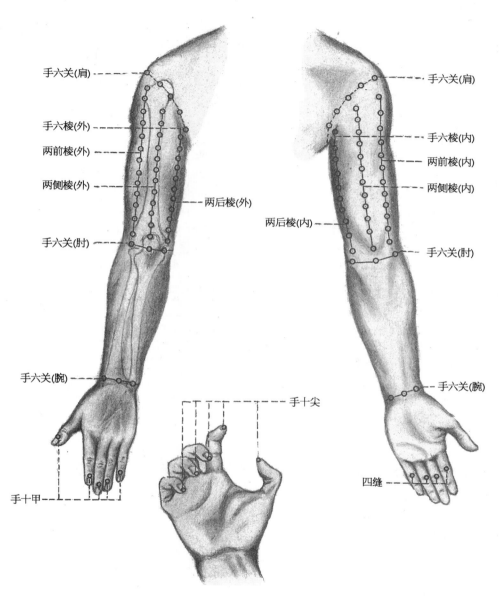

手六关(肩)

手六关(肩)

手六棱(外)

手六棱(内)

两前棱(外)

两前棱(内)

两侧棱(外)

两侧棱(内)

两后棱(外)

两后棱(内)

手六关(肘)

手六关(肘)

手六关(腕)

手六关(腕)

手十尖

四缝

手十甲

图 5-9　陶针疗法上肢部刺激部位图

217

表 5-10　陶针疗法上肢部刺激部位表

名称		部　位　和　刺　法	主　　治
手六棱	两前棱	在上臂之桡侧,自肩关节至肘关节排刺 10～15 针。分内外两行: 内前棱——在屈侧;外前棱——在伸侧 视病情*可全刺或分段刺	痹病、泄泻、牙痛、眼红痛、百日咳、小儿瘫痪
	两后棱	在上臂之尺侧,自肩关节至肘关节排刺 10～15 针。分内外两行: 内后棱——在屈侧;外后棱——在伸侧 视病情*可全刺或分段刺	痹病
	两侧棱	在上臂部前后两棱之中间,自肩关节至肘关节排刺 10～15 针。分内外两行: 内侧棱——在屈侧;外侧棱——在伸侧 视病情*可全刺或分段刺	痹病
手六关		在肩、肘、腕关节部作环刺一圈,痛疽取肘关节,疖腮取腕关节,其他局部病取患处关节	痹病、历节风、痛疽、疖腮
肘弯		在肘弯部,视静脉重刺放血	霍乱、干霍乱、疔疮、急惊风
四缝		在示指、中指、环指、小指四指掌侧中节重刺挤出黄水	疳积、百日咳
手十甲		在手十指指甲根部,亦可取指甲角。虚劳取手拇指甲根或甲角,胁痛取环指甲根,干霍乱取示指甲根点刺或全刺	中暑、虚劳、哮喘、胁痛、干霍乱、腹痛、遗尿、牙痛、眼红肿、喉痛、小儿夜啼、客忤、疳积
手十尖		在手十指之尖端重刺出血	伤暑、中风、干霍乱、急惊风

注：*在治疗痹病时多用分段刺。

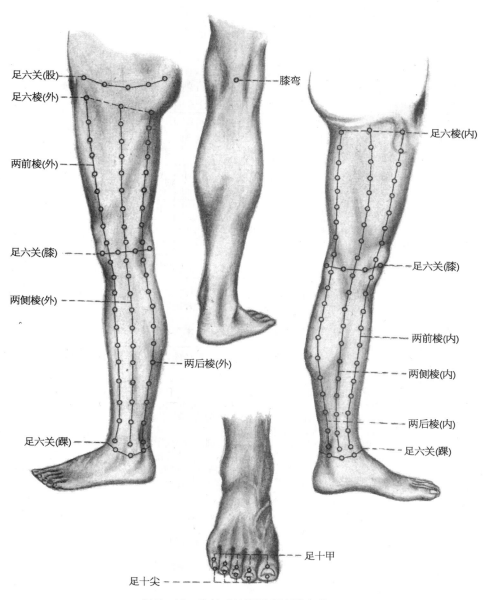

足六关(股)
足六棱(外)
两前棱(外)
足六关(膝)
两侧棱(外)
足六关(踝)
两后棱(外)
膝弯
足六棱(内)
足六关(膝)
两前棱(内)
两侧棱(内)
两后棱(内)
足六关(踝)
足十甲
足十尖

图 5-10　陶针疗法下肢部刺激部位图

表 5-11　陶针疗法下肢部刺激部位表

名　称		部位和刺法	主　治
足六棱	两前棱	自股关节至踝关节,挟膝盖两棱线,纵列行刺15～20针。在内侧的称内前棱,在外侧的称外前棱。视病情①全刺或分段刺	痹病、呕吐、腹痛、小儿瘫痪
	两后棱	自股关节至踝关节,过膝弯中点为外后棱,在外后棱与内侧棱间为内后棱,纵列两行,行刺15～20针。视病情②可全刺或分段刺	痹病、闭尿、小儿瘫痪
	两侧棱	过屈膝两侧纹,自股关节至踝关节纵列行刺15～20针。在内侧的称内侧棱,在外侧的称外侧棱。视病情③可全刺或分段刺	痹病、胁痛、疝气、遗尿、耳痛、痛经
足六关		两下肢股、膝、踝关节共六处,膝、踝关节作环刺,股关节作半环形针刺	痹病④、腰痛⑤、历节风、小儿瘫痪
膝弯		在膝腘部静脉上重刺放血	中暑、霍乱、干霍乱、疔疮
足十甲		在足十趾爪甲根部,亦可取爪甲角处点刺或全刺	中暑⑥、伤暑、干霍乱⑦、疝气、闭尿、耳痛、客忤、慢惊风
足十尖		在足十趾尖端重刺出血	中风

注:①②,痹病多用分段刺。③,胁痛取外侧棱,疝痛取内侧棱,痹病分段刺。④⑤,腰痛取股关节,其他痹病在局部关节施治。⑥⑦,中暑取足小趾甲根,干霍乱取足次趾甲根。

表 5-12　陶针疗法施术表

针具		取旧陶瓷片经洗涤后煮沸半小时,用铁器或刀背轻轻击碎,使成锋利的陶片针保藏备用
操作法	施术方法	刺激量:分轻刺、重刺、平刺、放血、挑疳五种。"轻刺"手法轻扬,一刺即去,冲击力小,属于补的作用,宜治虚证。"重刺"手法沉重,冲击力大,属于泻的作用,宜于实证。"平刺"不轻不重,补泻均宜。"放血"刺出郁血,限于实证。"挑疳"在刺激部刺出黄白色液体,用在小儿疳积。
		刺激面:单刺一点者为"点刺"。左右横刺成排者为"横刺"。上下直刺成行者为"行刺"。针刺成一封闭曲线者为"环刺"。针刺三五成丛者为"丛刺"。环绕一点为核心,在四周针刺者为"散刺"。如针刺由远而近,渐向核心点集中者为"集中刺"。针刺由近而远,渐从核心点扩散者为"扩散刺"
	配合及施治原则	(1) 项背纵行,可以通治诸病,故每病必取 (2) 热证、表证、阳证及上焦或气分病,取头面颈项、上下肢后棱配合,虚补实泻,重上轻下 (3) 寒证、里证、阴证及下焦或血分病,取腰脊以下和上下肢前棱配合,虚补实泻,重下轻上 (4) 寒热交错、虚实相兼、半表半里及偏于中焦的病,取躯干中部及两胁和上下肢侧棱配合,中部平刺,两胁轻刺 (5) 主要部集中刺,配合部扩散刺
适应证		感冒、中暑、伤暑、中风、虚劳、哮喘、痹病、腰痛、胁痛、历节风、泄泻、呕吐、霍乱、干霍乱、腹痛、疝气、闭尿、遗尿、眼红痛、耳痛、喉痛、痛经、疔疮、痈疽、痄腮、小儿夜啼、客忤、百日咳、急惊风、慢惊风、疳积、小儿瘫痪